Kliniktaschenbücher

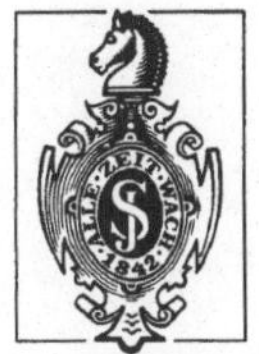

H. Rieckert

Hypotonie

Physiologie,
Pathophysiologie und
Therapie der orthostatischen
Dysregulationen

Mit 45 Abbildungen

Springer-Verlag
Berlin Heidelberg New York 1979

Professor Dr. med. Hans Rieckert
Institut für Sport und Sportwissenschaften
der Universität, Lehrstuhl Sportmedizin
Olshausenstraße 40/60, 2300 Kiel

ISBN-13: 978-3-540-09626-9   e-ISBN-13: 978-3-642-67418-1
DOI: 10.1007/978-3-642-67418-1

CIP-Kurztitelaufnahme der Deutschen Bibliothek
Rieckert, Hans:
Hypotonie: Physiologie, Pathophysiologie u. Therapie d. orthostat. Dysregulationen/H. Rieckert. –
Berlin, Heidelberg, New York: Springer, 1979. (Kliniktaschenbücher)
ISBN-13: 978-3-540-09626-9

Satz- u. Bindearbeiten: Appl, Wemding. Druck: aprinta, Wemding
2127/3140–543210

Vorwort

Die Hypotonie ist im Gegensatz zur Hypertonie keine prognostisch ver-
hängnisvolle Erkrankung. Bei intaktem Blutdruckregelkreis bedarf die
konstitutionelle Hypotonie daher höchst selten einer Behandlung. Die
subjektiven Symptome folgen aus den Gesetzen der Perfusion. Diese
ändert sich entscheidend bei der aufrechten Körperhaltung, der Orthostase. Hierbei treten bei vielen Patienten infolge Begleiterscheinungen
anderer Krankheiten, in der Rehabilitationsphase oder endogen bedingt,
Störungen in der Blutdruckregulation auf. Das Buch zeigt diese Regulationsmechanismen des Kreislaufs und den fließenden Übergang von Physiologie zu Pathophysiologie. Ausführlich werden die den Blutdruck bestimmenden Faktoren wie Regelzentrum, Barorezeptoren, Herzdynamik,
peripherer Widerstand und Blutvolumen (Venenpool, Niere) behandelt.
Im klinischen Teil wird die Fülle der in der Literatur beschriebenen Ursachen und Symptome von Dysregulationen einander gegenübergestellt.
Für die Praxis werden spezifische Untersuchungsverfahren und Tests vor-
gestellt. Aus der Pathogenese der Störungen entwickelt sich das therapeutische Vorgehen. In der Therapie orthostatischer Dysregulationen
werden physikalische Maßnahmen beschrieben und Wege gezeigt, mit
sportlicher Aktivität das Kreislaufverhalten zu beeinflussen. Einen brei-
ten Raum nimmt die medikamentöse Therapie ein. Anhand zahlreicher
Experimente wird das therapeutische Vorgehen erklärt und die pathoge-
netische Anwendung erläutert.
Für die bei der Erstellung der Arbeit geleistete Hilfe bedanke ich mich
bei meinen Mitarbeitern Frl. A. KUSS, Frau H. LINNEMANN, Frau M. LO-
RENZEN, Frau B. BRANDL und Herrn H. RIECHELMANN. Ohne die Unter-
stützung des Bundesinstitutes für Sportwissenschaften wären zahlreiche
Versuche nicht möglich gewesen.

Kiel, im Oktober 1979   HANS RIECKERT

Inhaltsverzeichnis

Einleitung

Als WILLIAM HARVEY das geheimnisvolle galenische Weltbild der Blutzirkulation ins Wanken brachte, mußte er in jahrelanger Arbeit über 80 Tierarten zergliedern, um die Funktion des Kreislaufs in seiner gültigen Form exakt darzustellen. HARVEY's Zweifel an der galenischen Lehre, daß die Nahrung in der Leber zu Blut verarbeitet werde und von dort durch die Gefäße in den Körper gelange, gingen von klassischen hämodynamischen Studien aus. Harvey schätzte die Blutmenge, die vom Herzen ausgeworfen wurde, auf 2 Unzen. Bei 72 Herzschlägen in der Minute würden pro Stunde $72 \cdot 60 \cdot 2 = 8640$ Unzen ausgeworfen werden. Eine solche Menge, ca. das Dreifache des Körpergewichtes, konnte unmöglich direkt aus der Nahrung entstanden sein (SIGERIST, 1932). Durch einfache Handgriffe, durch Abdrücken der oberflächlichen Venen und scharfe Beobachtung gelang es HARVEY zu zeigen, in welche Richtung das Blut floß. Diese Beobachtung legte den Grundstein zu einer objektiven Darstellung des Kreislaufgeschehens. Die Entdeckung des Blutdruckes blieb jedoch dem englischen Geistlichen STEPHAN HALES (1677–1761) vorbehalten. HALES führte ein Steigrohr in die A. carotis eines Tieres ein und konnte aus der Höhe der Blutsäule den Blutdruck direkt ablesen (Abb. 1).

Die Zeitspanne von der Entdeckung des Blutdruckes 1733 bis zur Neuzeit ist gering, die Geschichte der Blutdruckregulation kurz. Trotzdem unterlag die Interpretation des Blutdruckverlaufs einem starken Wandel. Entscheidend sind jedoch die klassischen Gesetze der Hydrodynamik, die sich im Kreislauf manifestieren. Aus diesen Gesetzen leitet sich die gesamte Dynamik der Blutdruckregulation ab. Das Wissen um diese Gesetzmäßigkeiten erleichtert das Verständnis der Physiologie und das Erkennen pathologischer Zustände,

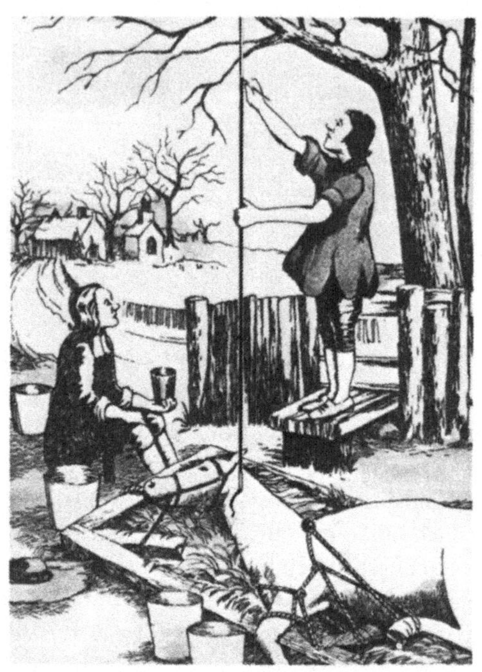

Abb. 1. Stephan Hales entdeckte 1733 den Blutdruck. Er führte in die A. carotis eines Tieres ein Steigrohr ein und maß über die Höhe der Blutsäule direkt den arteriellen Druck

deren Auswirkungen wiederum durch die veränderte Hämodynamik geprägt werden. Harvey fand in seinem unübertroffenen Werk über die „Exercitatio anatomica de motu cordis et sanguis in animalibus" das Experiment als Methode, die Lebenserscheinungen auf Gesetzmäßigkeiten zurückzuführen.

1 Physiologie und Kreislauffunktionsprüfungen

Das energetische Potential ist nach BURTON (1969) im Kreislauf pro Volumeneinheit

$$E = P + \varrho g h + \tfrac{1}{2} \varrho v^2.$$

Hierbei ist P ein statischer Druck. Er gibt der Flüssigkeit gewissermaßen eine potentielle Energie, $\varrho g h$ die durch die Schwerkraft bedingte potentielle Energie und $\tfrac{1}{2} \varrho v^2$ der Staudruck als kinetische Energie. Ist die Gesamtenergie in einem Punkt a höher als in einem Punkt b, so führt dies zu einer Strömung von a nach b, z. B. vom Herzen zum Gehirn. Der Organismus benötigt einen bestimmten Druckpegel, um die verschiedenen Organe mit Blut zu perfundieren. Schwindet diese Energie, so wird die Blutversorgung geringer, es kommt daher zu einem Mißverhältnis von Blutangebot und -bedarf, d. h. Sauerstoffzufuhr und -bedarf. Am empfindlichsten reagieren hierbei die Ganglienzellen der Hirnrinde, so daß ein Druckabfall rasch zu Bewußtseinstrübung und letzten Endes zum Zusammenbruch der Hirnfunktion führen kann. Dieser Blutfluß zum Gehirn kann z. B. bei der aufrechten Körperhaltung der Orthostase abnehmen, so daß typische Insuffizienzbeschwerden wie Schwarzwerden vor den Augen und Schwindelerscheinungen auftreten können. Der erfahrene Kliniker weiß jedoch, daß nur eine lose Korrelation von Druckhöhe und subjektivem Beschwerdebild besteht. So können systolische Blutdruckwerte zwischen 100 und 80 mm Hg ohne Symptome einhergehen. Entscheidend ist jedoch nicht allein der Druck, sondern die Durchblutung eines Organs, z. B. des Gehirns, die von der Relation Druck zu Widerstand abhängt. Durch die Autoregulation der Hirngefäße kann die Durchblutung bis zu einem Druck von 70 mm Hg aufrechterhalten werden.

Der Druck im arteriellen System garantiert primär die Versorgung unserer Zellen. *Wie stellt sich dieser Druck im normalen Kreislauf ein?*

1.1 Arterieller Druck

Der arterielle Druck beträgt in den großen Körperarterien beim jugendlichen Erwachsenen 120/70 mm Hg. Er schwankt innerhalb eines Herzzyklus zwischen dem systolischen und diastolischen Druck-

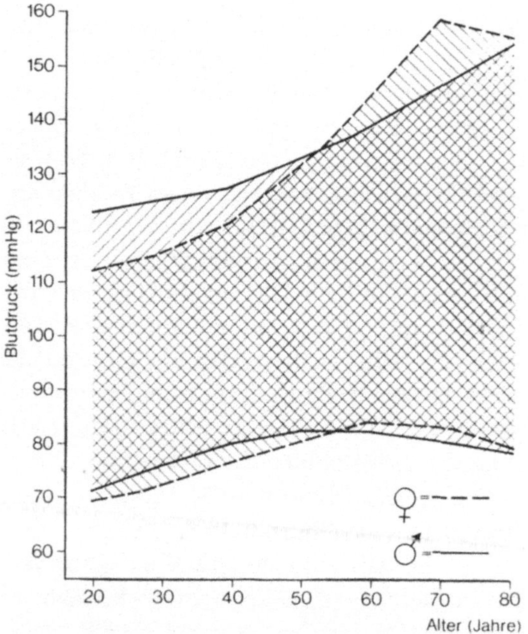

Abb. 2. Mittleres Druckverhalten von Frauen und Männern über das Alter verteilt nach Messungen zwischen 1962/1962 an der weißen Bevölkerung der USA (National Health Survey; aus WITZLEB, 1976). Wie in Tabelle 1 gezeigt, findet sich im Verhalten des systolischen Druckes eine deutliche Differenz zwischen Jungen und Mädchen. Sie geht nach dem 50. Lebensjahr verloren und kehrt sich dann um

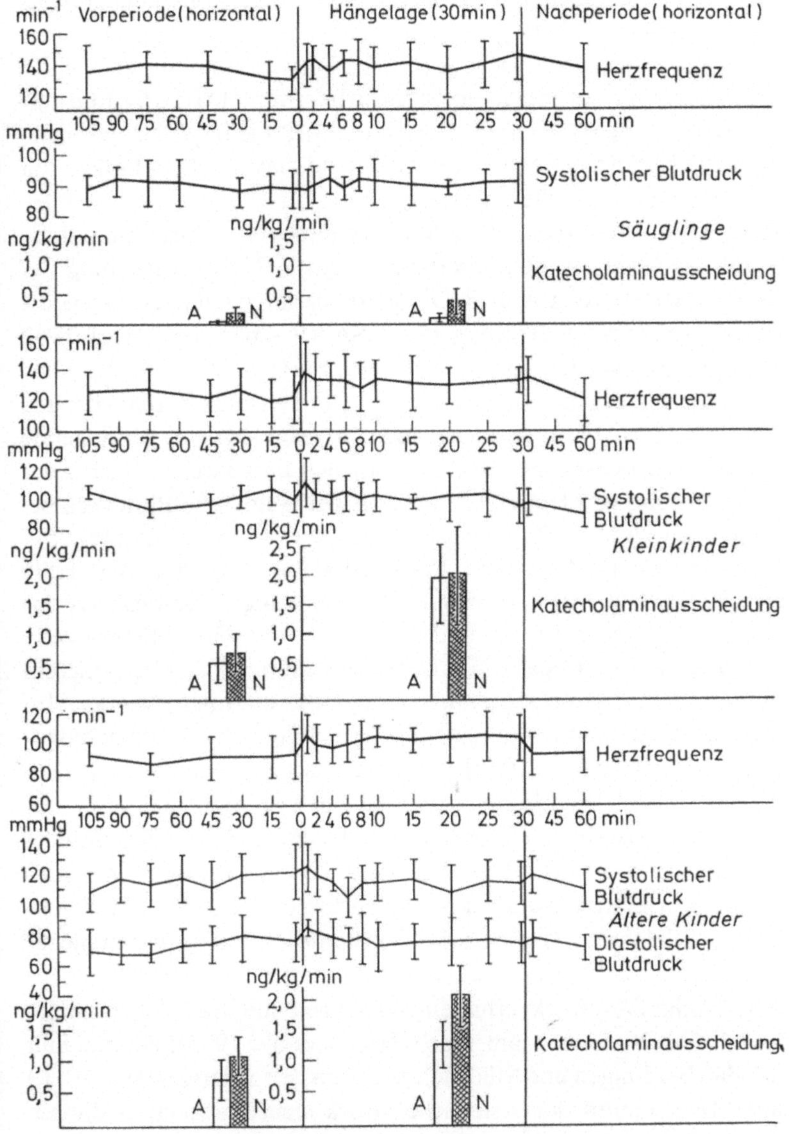

Abb. 3. Verhalten des systolischen Blutdruckes und der Herzfrequenz sowie der Katecholaminausscheidung (*A* Adrenalin, *N* Noradrenalin) im Liegen und im Orthostaseversuch im Säuglingsalter, bei Kleinkindern und älteren Kindern (HINTZE, 1966)

bereich. Die Druckamplitude als Differenz von systolischem und diastolischem Druck beträgt normalerweise ca. 50 mm Hg. Der arterielle Mitteldruck, die Regelgröße der Druckregulation, wird durch die Integration der Druckkurvenfläche bestimmt. Da die Systole kürzer als die Diastole ist, liegt der Mitteldruck niedriger als das arithmetische Mittel zwischen systolischem und diastolischem Druck. Für die Praxis gilt als Näherungswert:

Arterieller Mitteldruck = diastolischer Druck + $\frac{1}{3}$ Druckamplitude (GANONG, 1971). Einen Überblick über die Normalverteilung der Blutdruckwerte zeigt Abb. 2. Die Werte basieren auf Messungen, die an der weißen Bevölkerung der USA zwischen 1961 und 1962 durchgeführt wurden (National Health Survey, zit. nach WITZLEB, 1976; GAUER et al., 1972). Verfolgen wir die Blutdruckentwicklung vom Säuglings- bis zum Greisenalter, so zeigt sich eine ansteigende Tendenz der systolischen und diastolischen Druckwerte. Nach einer Untersuchung von Hintze (1966) liegt der systolische Blutdruck bei Säuglingen vom 4.–36. Lebenstag zwischen 80 und 85 mm Hg. Bei Kleinkindern im Alter von 15–30 Monaten liegt der systolische Druck zwischen 110 und 85 mm Hg. Abbildung 3 demonstriert das Druckverhalten im Liegen und in der orthostatischen Hängelage in den verschiedenen kindlichen Lebensabschnitten. Von besonderem Interesse ist die Druckregulation in der Pubertät. Immer wieder wird von einzelnen Autoren auf eine Dysregulation in der Pubertät hingewiesen. LONDE et al. (1975) fanden in einer Untersuchung an 229 Jungen und 169 Mädchen zwischen 10 und 14 Jahren, daß sich systolischer und diastolischer Blutdruck durch den hormonellen Einfluß in der Pubertät nicht signifikant verändern. Es besteht weder eine signifikante Korrelation zwischen den Druckwerten und dem Hormonspiegel (FSH und LH) noch zwischen Blutdruck und Entwicklung der sekundären Geschlechtsmerkmale bei Jungen und Mädchen. Tabelle 1 zeigt das Druckverhalten von Jungen und Mädchen zwischen dem 5. und 20. Lebensjahr (nach ZINNER et al., 1975). Hierbei fällt auf, daß bei Jungen und Mädchen zwischen den Altersgruppen 12/13 und 14/15 Jahren der systolische Druck steiler ansteigt als in den übrigen Lebensabschnitten. Eine weitere Steigerung des systolischen Druckes finden wir nur bei den Jungen zwischen den Altersgruppen 16/20 Jahren. Diese geschlechtsbedingte Druckdifferenz bleibt bis zum 50. Lebensjahr erhalten und kehrt sich dann um (Abb. 2). Du

Tabelle 1. Blutdruckwerte beim Jugendlichen nach einer Untersuchung von ZINNER et al. (1975) an 480 Personen

Alter	Psyst		Pdiast	
	♂	♀	♂	♀
5–7	108	107	49	54
8–9	107	104	50	49
10–11	106	107	50	52
12–13	109	111	51	50
14–15	116	115	49	56
16–20	123	115	53	57
21+	122	117	56	59

FLOREY et al. (1976) weisen vor allem auf die Abhängigkeit des Druckgeschehens im Jugendalter und den prospektiven späteren Verlauf hin. Schon im Alter zwischen 9 und 12 Jahren besteht eine gegenseitige Abhängigkeit von Blutdruck, Körpergewicht und Plasmazuckerspiegel, d. h. der sog. Risikofaktoren des Herz-Kreislauf-Systems.

Statistiken über die Druckverteilung im Alter weisen große Differenzen auf. Ursächlich spielten bei großen Reihenuntersuchungen auch das Miterfassen von essentiellen Hypertonikern eine Rolle. Aus dem normotonen Bereich gleiten die Druckwerte fließend in die pathophysiologischen Bereiche der Hyper- und Hypotonie. Der Grenzbereich zur Hypertonie beträgt systolisch 150 mm Hg, diastolisch 90 mm Hg. BACHOUR et al. (1977) fanden bei blutigen Druckmessungen bei Patienten mit Ausgangsdruckwerten von 150/95 unter körperlicher Belastung signifikant höhere Drucksteigerungen. Während aus prognostischen und therapeutischen Gründen für die Hypertonie feste Grenzwerte angegeben werden müssen, ist dies für die Hypotonie nicht notwendig. Das hypotone Geschehen folgt nämlich rein physikalischen Gesetzmäßigkeiten und ihre Auswirkungen und Beschwerdebilder entsprechen den Gesetzen der Perfusion. Die Hypotonie ist die Folge eines Mißverhältnisses von Auswurfvolumen zu peripherem Gefäßwiderstand (CAESAR, 1978). Gefäßveränderungen wie bei der Hypertonie, die letzten Endes das Krankheitsbild bestimmen, fehlen bei der Hypotonie völlig. Im Schrifttum schwanken die systolischen Grenzwerte zur Hypotonie zwischen 100 und 110 mm Hg. KÖNIG (1977) spricht von einer Hypotonie, wenn der systolische Druck beim Erwachsenen unter 100, bei Kindern unter 90 mm Hg liegt. THULESIUS (1976) legte die Grenze im Alter von 10–15 Jahren bei 104 mm Hg und im Alter von 71–81 Jahren zwischen 115 und 125 mm Hg systolischen Druck fest. Für den liegenden Menschen reicht die Blutsäule praktisch immer aus, die Organe ausreichend mit Blut zu perfundieren. Im Stehen treten jedoch hydrostatische Druckänderungen ($\varrho g h$) auf, die nach BURTON (1969) bei einem 1,80 m großen Menschen im Bereich des Kopfes −44 mm Hg und im Fußgebiet +88 mm Hg betragen können. Dadurch kann der kraniale Perfusionsdruck soweit abnehmen, daß subjektive Beschwerden auftreten können. Dies muß jedoch nicht, wie schon oben angeführt, der Fall sein. Die angegebenen Blutdruckwerte für die Hypotonie bedeuten keineswegs eine Grenze zur Krankheit und haben keinerlei therapeutische Konsequenzen. Eine Behandlung muß nur einsetzen, wenn aus zu niedrigen Blutdruckwerten subjektive Symptome entstehen, die Regulation in verschiedenen Lebenssituationen fehlerhaft ist und die Bandbreite des Regelkreises nicht ausreicht. SARRE (1971) untersuchte 1945–1948 das Patientengut der Freiburger Universitätspoliklinik. In den Jahren der Mangelernährung fand sich ein geringerer Prozentsatz von Hypertonikern, jedoch ein erhöhter von Hypotonikern, da die kalorienarme Nahrung den Blutdruck absinken läßt. Unter den Hypotonikern mit systolischen Druckwerten unter 100 mm Hg gaben nur 35% Beschwerden an.

1.2 Blutdruckmessung

Der Blutdruck kann beim Menschen direkt oder indirekt registriert werden. Die direkte, blutige Druckmessung erfolgt nach arterieller Punktion über einen Druckwandler.
Am häufigsten werden sog. „strain-gauge"-Manometer verwandt, deren Membran durch die Druckänderungen dehnungsbedingte Spannungsänderungen liefert. Diese direkte Blutdruckmessung kann

auch telemetrisch übertragen werden, so daß Druckmessungen in allen Lebenssituationen möglich sind (BACHMANN, 1970). Diese Methodik ist jedoch zu aufwendig und für Routineuntersuchungen nicht geeignet. Für die Praxis hat sich die Methode nach RIVA-ROCCI und KOROTKOFF ausreichend bewährt. Die Fehler innerhalb der Druckmessungen liegen in Ruhe bei ± 5 mm Hg. Bei schwerer körperlicher Arbeit, bei Überfunktion der Schilddrüse und Aortenklappeninsuffizienz kommt es durch eine Beschleunigung der Strömungsgeschwindigkeit zu einem fortwährend hörbaren Geräusch, so daß die Korotkoff-Geräusche auch nach Unterschreiten des diastolischen Druckes hörbar sind. Der diastolische Meßwert entspricht hierbei nicht dem tatsächlichen Druck. Bei Ergometeruntersuchungen zeigten KLEINHANI et al. (1970), daß direkt nach der Ergometerbelastung der indirekte systolische Blutdruckwert 15 mm Hg über und der diastolische Wert 27–37 mm Hg unterhalb der blutig gemessenen Druckwerte registriert werden. Außerdem kann bei hohem peripherem Gefäßwiderstand, wie z. B. im Schockgeschehen, der diastolische Druck zu niedrig registriert werden. Entscheidend für das Verschwinden der Geräusche ist die proximal-distale Druckdifferenz vor und nach der Manschette. Abbildung 4 nach WITZLEB (1976) zeigt die Druckmessungen mit eingezeichneten auskultatorischen Lücken, die ein Absinken und Wiederverstärken der Korotkoff-Geräusche während der Druckmessung widerspiegeln. Nur die blutige Messung erlaubt eine kontinuierliche Registrierung der Druckwerte. Automatische Meßgeräte, wie z. B. das Infratongerät nach BOUCKE-BRECHT, können die Staumanschette periodisch aufpumpen. Ein Mikrofon registriert die Korotkoff-Geräusche, die über einen EKG-Schreiber mit den entsprechenden zugehörigen Druckmarken aufgezeichnet werden. Für den systolischen Blutdruck an kleineren Gefäßen kann ein Ultraschall-Flowmeter Mikrofon oder Stethoskop ersetzen. Nach ANSCHÜTZ und BURKERT (1954) muß die Manschettenbreite dem Armumfang angemessen sein. Die Standardbreite für den Erwachsenen ist 12 cm. Sie soll etwa die Hälfte des Armumfanges betragen. Bei einem großen Armumfang muß ein größerer Druck aufgewendet werden, um die A. brachialis zu komprimieren. Der Druck wird fälschlicherweise zu hoch gemessen. Schmale Manschetten erfordern zur Kompression der Arterie höhere Drucke und geben deshalb ebenfalls zu hohe Meßwerte an (WITZLEB, 1976). Wird das Stetho-

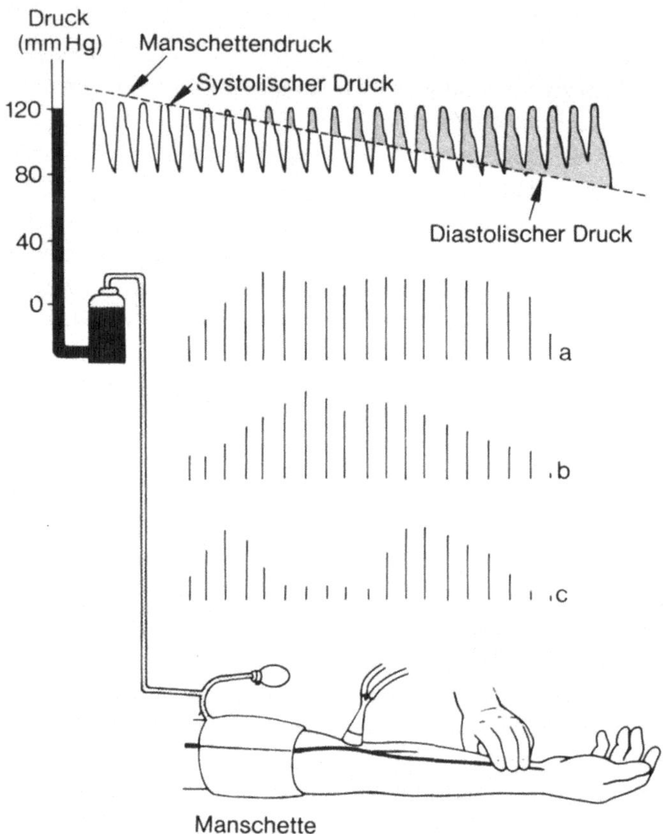

Abb. 4. Methodische Darstellung der Blutdruckmessung nach RIVA-ROCCI/ KOROTKOFF (WITZLEB, 1976). *c* Schaltphänomen der auskultatorischen Lücke, das immer wieder zu beobachten ist und nicht mit dem Kriterium des diastolischen Druckes verwechselt werden darf

skop zu stark auf die Arterie gedrückt, so wird die diastolische Druckmessung unscharf und die Geräusche sind auch bei kleinsten Manschettendrucken noch wahrnehmbar.

Das Kriterium des diastolischen Blutdruckes ist oft diskutiert worden. Die American Heart Association hat 1939 empfohlen, das Leiserwerden der Töne als Kriterium für die Ermittlung des diastolischen Wertes zu nehmen. Das gleiche Gremium beschloß jedoch 1951, den diastolischen Blutdruck mit dem Verschwinden der Töne festzusetzen (BRECHT et al., 1955). Registrieren wir den arteriellen Druck kontinuierlich, so zeigt sich, daß die Kurve nicht glatt verläuft. Neben den Tagesschwankungen finden wir periodische Wellen, die auf eine Eigenrhythmik des Regelzentrums und auf die Einflüsse sensibler Afferenzen zurückzuführen sind. Innerhalb der Tagesperiodik finden wir am Tag höhere Werte als bei Nacht. Diese Schwankungen sind von außen weitgehend unabhängig und bleiben auch z. B. bei Raumflügen mit einer Tag-Nacht-Dauer von nur 180 min erhalten (WITZLEB, 1976). Eine ähnliche Periodik finden wir auch in der orthostatischen Toleranz. ASCHOFF und ASCHOFF (1969) zeigten um die Mittagszeit und nachts gegen 3.00 Uhr zwei Maxima orthostatischer Labilität (SCHEPPOKAT, 1974).

Kurzfristige Druckschwankungen finden wir innerhalb der Pulswelle selbst (Blutdruckschwankungen 1. Ordnung), Schwankungen im Bereich der Atemregulation mit einem Druckabfall in der Inspiration und einem Anstieg in der Exspiration. Diese Druckschwankungen sind einerseits auf periphere mechanische Einflüsse, andererseits auch auf die enge Beziehung von Atem- und Kreislaufzentrum zurückzuführen. Die dritte Wellenform innerhalb des Druckverlaufes sind die sog. Meyer-Wellen, die alle 20–40 s auftreten.

Die mittlere Periodendauer beträgt ca. 10 s. Ursächlich spielen Variationen des peripheren Gefäßtonus eine Rolle. Diese Variation des Druckverlaufes wird bestimmt von der Aktivität des Regelzentrums im Regelkreis der Druckregulation. Wie sieht ein solcher Regelkreis aus?

1.3 Blutdruckregulation

Die Regelgröße im Regelkreis des arteriellen Blutdruckes ist der arterielle Mitteldruck (Abb. 5). Er wird von Druckrezeptoren im Karotissinus und Aortenbogen registriert. Diese Meßfühler leiten den sog. Istwert zum Kreislaufzentrum. Dort wird der vorgegebene Sollwert mit dem Istwert verglichen und über die Stellglieder Herz und Gefäße als Korrekturmechanismen einreguliert. In diesem Regelkreis fehlen die unten aufgezeigten volumenregulatorischen Prozesse

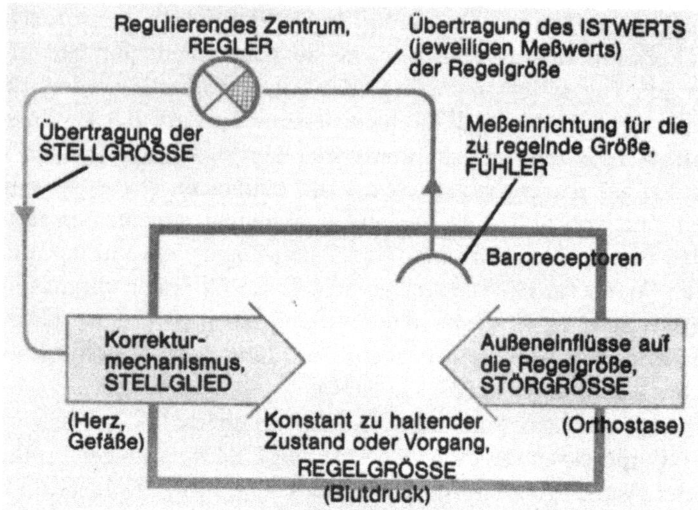

Abb. 5. Schematische Darstellung des Regelkreises der arteriellen Druckregulation (RIECKERT, 1972 nach HASSENSTEIN, 1967). Diese Darstellung zeigt die Regulation akuter Druckänderungen. Es fehlen die volumenregulatorischen Prozesse über die Niere

der Niere. Der funktionsfähige Regelkreis garantiert eine ausreichende Perfusion der Organsysteme. Sinkt die Regelgröße *arterieller Mitteldruck* ab, so ist der Istwert für das Regelzentrum zu niedrig. Über die Stellglieder Herz und Gefäße wird der Druck erhöht, d. h. die Herzdynamik nimmt zu, die Gefäße werden kontrahiert. Der Regelkreis wird durch Störgrößen beeinflußt. Hierzu gehört z. B. die senkrechte Körperhaltung, die Orthostase. Entscheidend für eine funktionsfähige Blutdruckadaptation ist die Kompensation dieser Störgröße. Bei funktionsfähigem Regelkreis bleibt eine konstitutionelle Hypotonie ohne Beschwerden, d. h. sie muß auch nicht behandelt werden.

Akute Druckänderungen werden über die Meßfühler im Karotissinus und Aortenbogen registriert und zum Regelzentrum geleitet. Der spezifische Reiz dieser Meßfühler ist die Dehnung der Gefäßwand. Intravasale Druckerhöhungen werden mit einer Zunahme der Impulsfrequenz in den afferenten Fasern im N. glossopharyngeus und im N. vagus beantwortet. Eine Steigerung der Impulsfrequenz hemmt, eine Verminderung stimuliert das Vasomotorenzentrum. Die Erregungsschwelle liegt bei 40 mm Hg. Jede Blutdrucksteigerung bis 150–160 mm Hg Mitteldruck führt zur Veränderung des Vasomotorentonus. Über 150 mm Hg ist beim Kreislaufgesunden keine weitere Zunahme der Impulsfrequenz zu beobachten. Die Rezeptoren reagieren sowohl auf die absolute Druckhöhe als auch auf die Geschwindigkeit der Druckänderung. Die Druckrezeptoren liegen oberhalb des Herzens. Dadurch fällt beim Aufstehen der hydrostatische Druck in den Rezeptoren ab. Das Kreislaufzentrum wird sofort aktiviert und antwortet wie bei jedem Druckabfall mit einer Zunahme des Sympathikotonus.

Als Funktionsprobe der Barorezeptoren ist in der Praxis vor allem der Valsalva-Preßversuch geeignet. Er gibt ein gutes Beispiel für die Reaktionsfähigkeit des Systems. Durch das Pressen bei geschlossener Glottis nehmen der venöse Rückfluß und das Herzminutenvolumen ab. Die Rezeptoren werden durch den folgenden Druckabfall gehemmt, so daß kompensatorisch die Herzfrequenz und der Vasokonstriktorentonus ansteigen. Nach Öffnen der Glottis nimmt beim ersten Atemzug das Herzminutenvolumen wieder zu. Da die peripheren Gefäße aber noch kontrahiert sind, erhöht sich der Blutdruck über die Ausgangslage, so daß die Pressorezeptoren aktiviert werden. Es folgt ein Druckabfall mit Bradykardie. Neben diesem Reflexbogen finden wir im Kreislauf weitere nervöse Reflexmechanismen, die den Druck beeinflussen können. Dazu gehören z. B. der Bainbridge-Effekt (Zunahme der Herzfrequenz nach rascher Infusion) und der Bezold-Jarisch-Reflex, der myokardiale chemische Reize mit einer Hypertension beantwortet. Er könnte z. B. beim kardiogenen Schock eine Rolle spielen.

Das Kreislaufzentrum selbst liegt in der Formatio reticularis im oberen zweiten Drittel der Medulla und im unteren Drittel der Brücke (Abb. 6; nach GUYTON, 1968). Der laterale Anteil unterhält mit einer Impulsfrequenz von 1–2/s den Vasokonstriktorentonus. Trennt man dieses Areal ab, so fällt der Blutdruck auf ca. 50 mm Hg ab. Der mediale Bereich hemmt den lateralen, so daß die konstriktorischen Impulse nachlassen. In gleicher Weise wird die Herzaktion vom lateralen exzitatorischen Teil aktiviert und vom medialen, in der Nachbarschaft parasympathischer Kerne liegend, gedrosselt. Letzteres löst z. B. die vasovagale Synkope aus. Ein weiteres Zentrum befindet sich

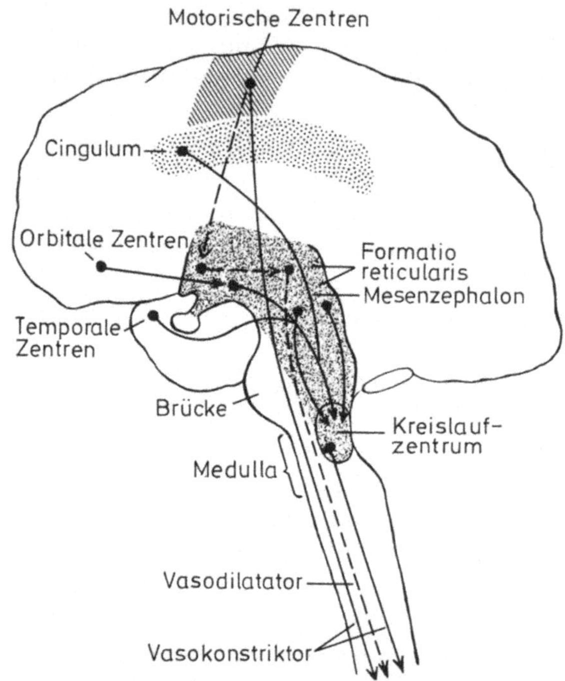

Abb. 6. Spezifische Hirngebiete, die die zentrale Kreislaufrgulation bestimmen und beeinflussen können. (Nach GUYTON, 1968)

im Gebiet des Hypothalamus, welches das medulläre Zentrum stimulieren oder bremsen kann. Es hat einen hinteren exzitatorischen und einen rostralen exzitatorischen und inhibitorischen Anteil.

Diese Zentren können von den benachbarten Gebieten, vom limbischen System und dem Cortex, beeinflußt werden. So spiegeln sich z. B. Emotionen im Verhalten des Kreislaufes wieder. Dies ist natürlich auch bei der orthostatischen Regulation von Bedeutung, da Fehlregulationen emotionell induziert sein können. Häufig erleben wir Kollapssituationen, wenn Medizinstudenten zum ersten Mal einer Operation zuschauen oder bei den „Fans", die bei Popfestivals vor Begeisterung zusammenbrechen. Auch Pharmaka, die spezifisch diese Bereiche beeinflussen (Psychopharmaka), können zu Kreislaufstörungen führen.

Praktisch können alle sensiblen Afferenzen, z. B. Schmerz, Temperatur, Geruch, Geschmack (ekelnde Speisen) oder Reize vom Gleichgewichtsorgan (Seekrankheit), das Kreislaufzentrum alterieren. Reizung vegetativer Fasern im Thorax und Abdomen (Vagus und Schmerzfasern) führen zu Blutdrucksenkungen (GAUER, 1960).

Diese Einflüsse können das Bild der orthostatischen Regulation beträchtlich beeinflussen. Die Kollapsbereitschaft kann durch Addition zweier Störgrößen (Orthostase und Sensibilität) zunehmen. Bewußte Vorgänge, wie z. B. das Aufstehen oder körperliche Arbeit, aktivieren schon initial über Nervenbahnen von der Hirnrinde zum Hypothalamus die Kreislaufzentren, so daß sie sich frühzeitig auf die Belastung einstellen. Die Nachbarschaft der medullären Zentren von Atmung und Kreislauf führt zu einer engen Kopplung derselben. So kann beim Aufstehen ein tiefer Atemzug einerseits den venösen Rückfluß fördern, andererseits aber auch das Vasomotorenzentrum stimulieren und den Vasokonstriktorentonus und die Herzfrequenz verbessern. Auch humoral vermittelte Reize wie pH und pCO_2 beeinflussen das Zentrum. Die sympathische Aktivität läßt bei einer Abnahme des pCO_2 nach. In der orthostatischen Fehlregulation beschreibt DELIUS (1964) ein kardiorespiratorisches Syndrom, eine Art Atemneurose mit Hyperventilation. Die Ursache des Kreislaufversagens dürfte dabei letzten Endes durch die mangelnde zentrale Aktivierung bei fallendem pCO_2 bedingt sein.

Die Regelzentren steuern die Regelgröße, den arteriellen Druck. Die efferenten Bahnen führen über das vegetative Nervensystem zu den Stellgliedern Herz und Gefäße. Afferenzen kommen neben den Barorezeptoren vom gesamten sensiblen Bereich, zu dem wir auch im weiteren Sinne die Chemorezeptoren rechnen wollen. Periodische Druckschwankungen, wie oben beschrieben, gehen vom Regelzentrum aus. Bei einer Regulationsstörung können diese Blutdruckwellen stärker hervortreten. Sie prägen das Bild des Regelvorganges, der aus dem Gleichgewicht geraten ist.

Die reflektorische Steuerung des Blutdruckes über die Pressorezeptoren kann sich im Verlauf von einigen Tagen an ein höheres Blutdruckniveau adaptieren (WITZLEB, 1974). Hierbei bleibt die Funktion der Pressorezeptoren erhalten, nur spielt sich die Druckregulation auf einem höheren Niveau ab und fixiert die Hypertonie. Auch bei der Hypotonie dürften solche Adaptationsmechanismen nach

WITZLEB (1974) eine Rolle spielen. Dies könnte bei therapeutischen Mißerfolgen mit blutdrucksteigernden Substanzen eine Rolle spielen. Neben den akuten neuralen Reaktionen finden wir im Körper auch humoral vermittelte Einstellungen des Blutdruckes, die in der schematischen Darstellung in Abb. 5 nicht berücksichtigt sind. Es war vor allem das Verdienst von GUYTON (1968), die Rolle der Niere innerhalb der Druckregulation hervorzuheben.

Welche Möglichkeiten hat die Niere, den Blutdruck zu beeinflussen? Abbildung 7 zeigt in einer schematischen Darstellung nach GUYTON (1968) und WITZLEB (1974) den Mechanismus der nephrogenen Druckregulation. Ein Blutdruckabfall führt zu einer renalen Ischämie, so daß Renin freigesetzt wird. Dieses Renin löst blutdruckaktive

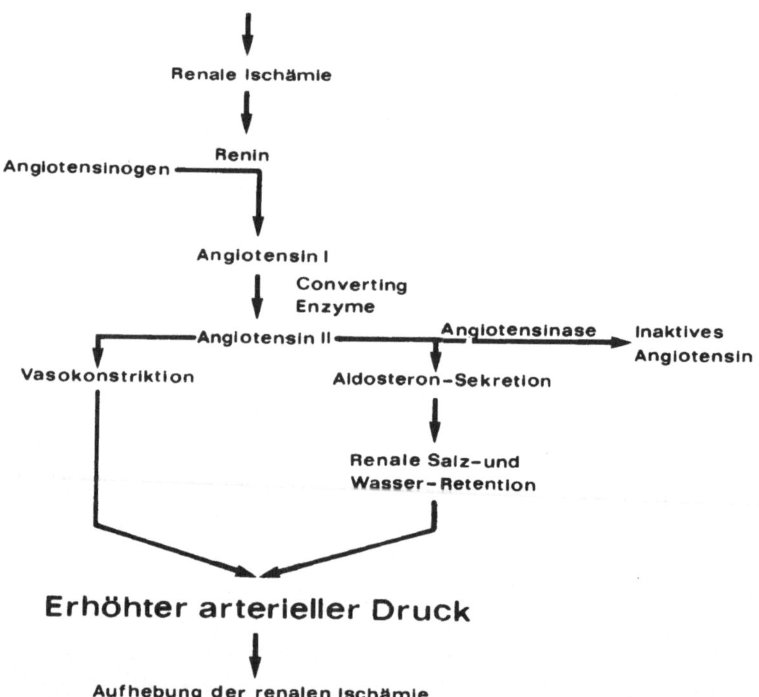

Abb. 7. Renin-Angiotensin-Aldosteron-Mechanismus renal bedingter Blutdrucksteigerung. (Nach GUYTON, 1968; WITZLEB, 1974)

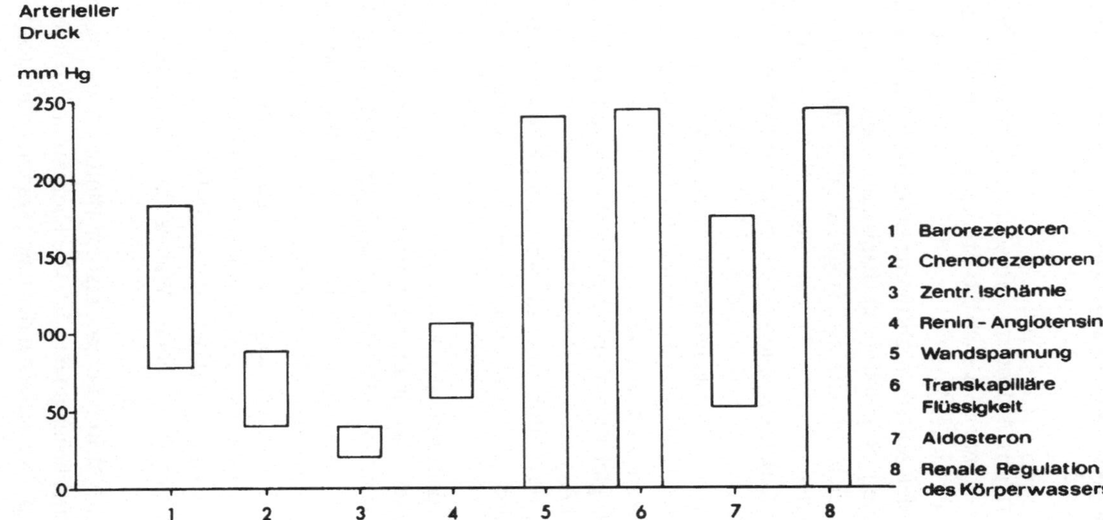

Abb. 8. Zusammenfassender Überblick über die Blutdruckregulationssysteme und ihre Ansprechbarkeit innerhalb verschiedener Druckbereiche. (Nach GUYTON, 1968, KLAUS, 1974)

Mechanismen aus, indem Angiotensinogen zu Angiotensin I und II umgewandelt wird. Angiotensin II verursacht direkt eine Vasokonstriktion und indirekt eine Volumenerhöhung über die Ausschüttung des Hormons Aldosteron. Sowohl die Zunahme des peripheren Gefäßwiderstandes als auch die Erhöhung des Blutvolumens lassen den Blutdruck ansteigen.

Neben der zeitlichen Differenz unterscheiden sich die nervösen und humoralen Regulationsmechanismen auch in ihrem Empfindlichkeitsbereich. Abbildung 8 zeigt die unterschiedliche Reaktionsbreite der Systeme. Sinkt z. B. der arterielle Blutdruck unter 80 mm Hg, werden Chemorezeptoren, der zentrale Ischämiereflex, das Renin-Angiotensin-System und die Aldosteronsekretion aktiviert. Hierzu gehören auch Verschiebungen im extravaskulären Raum.

Die Blutdruckregulation durch das Renin-Angiotensin-System und Aldosteron setzt langsamer – innerhalb von Minuten bis Stunden – ein. Das gleiche gilt auch für transkapilläre Flüssigkeitsverschiebungen und Änderungen des Blutvolumens. Erst Tage nach Beginn einer Störung des Blutdruckes kommt es zur Regulation des Druckgeschehens durch die Niere über die Beeinflussung des extrazellulären Volumens (KLAUS, 1974). Die Regulationsfähigkeit dieser Systeme kann in der Höhe des Wiederanstieges oder Abfalls des Blutdruckes nach einer experimentellen Blutdruckänderung registriert werden. Der Baroreflex oder eine Stimulierung des Renin-Angiotensin-Systems kann nach KLAUS (1974) eine Blutdrucksenkung nur bis zu einem bestimmten Grad ausgleichen. Lediglich die Niere kann über die Regulation des Körperwassers innerhalb eines längeren Zeitraumes den Blutdruck normalisieren. Hierbei spielt keine Rolle, ob er in der Ausgangslage erhöht oder erniedrigt war. Bei einem Blutdruckabfall retiniert die Niere Wasser und Natrium, bis der Blutdruck normalisiert ist. Steigt der Blutdruck an, so kommt es zu einer druckpassiven Natriumdiurese, bis der Blutdruck in Tagen oder Wochen zur Norm zurückgekehrt ist. Die Niere stellt also über die Regulation des Körperwasserbestandes einen wichtigen Faktor für die Langzeitregulation des arteriellen Druckes dar. Nach KLAUS (1974) finden wir bei einem arteriellen Mitteldruck zwischen 85 und 95 mm Hg einen Gleichgewichtszustand zwischen Salz- und Wasserzufuhr sowie Salz- und Wasserausfuhr. Dieser Gleichgewichtszustand kann in der Hyper- oder Hypotonie verstellt sein.

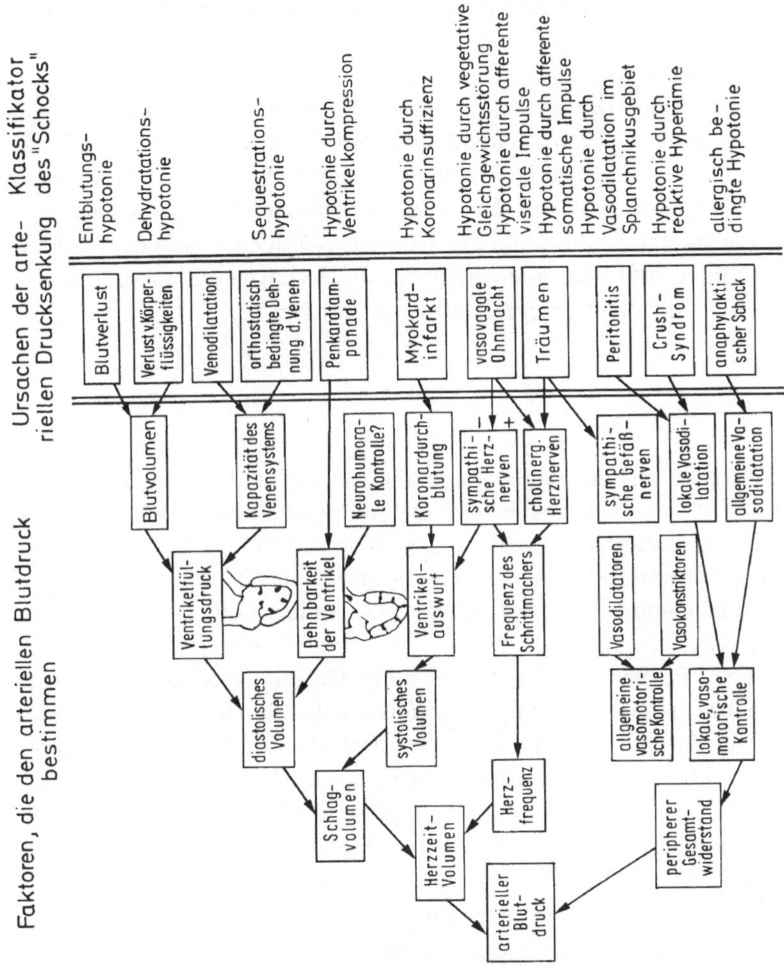

Abb. 9. Der arterielle Druck wird von zahlreichen Faktoren beeinflußt. Die Darstellung nach RUSHMER (GROSSE-BROCKHOFF, 1969) zeigt die Ursachen und Mechanismen, die den arteriellen Druck bestimmen

Die Aufrechterhaltung des Blutdrucksollwertes erfolgt also neural über die Einstellung der Stellglieder Herz und Gefäße sowie humoral über das Renin-Angiotensin-Aldosteron-System.

Verfolgen wir primär die Faktoren, die den arteriellen Druck bestimmen und praktisch die Stellglieder des Regelkreises darstellen, so ergeben sich zwangsläufig Ansatzpunkte zu einer möglichen Fehlregulation und Möglichkeiten, diese Fehlregulation gezielt therapeutisch anzugehen.

Der arterielle Blutdruck wird durch Blutvolumen, Herzdynamik und peripheren Gefäßwiderstand beeinflußt. Verfolgen wir die Reaktionskette dieser drei Parameter in einem Schema nach Rushmer (Abb. 9), so finden wir das Ineinandergleiten von Ursache und Wirkung bis zum Endprodukt des arteriellen Druckgeschehens. Wir können diese drei Faktoren Blutvolumen, Herzdynamik und peripherer Gefäßwiderstand geregelt und verändert werden?

1.3.1 Blutvolumen

Verfolgen wir zuerst die Regulation des Blutvolumens. Es beträgt rund 8% des Körpergewichts. Beim Erwachsenen bedeutet dies ca. 5,6 l. Es ändert sich in Abhängigkeit von Klima, Höhenakklimatisation, Schwangerschaft und Trainingszustand (GAUER, 1960). Beim Ausdauersportler erhöht sich das Blutvolumen um 1–2 l.

Der Organismus versucht, das Blutvolumen weitgehend konstant zu halten. Er bedient sich hierzu eines Regelkreises mit Osmo- und Volumenrezeptoren. Hierzu gehören z. B. die Rezeptoren im Niederdrucksystem und im linken Vorhof, die von GAUER und HENRY (1956) beschrieben wurden. Eine Dehnung der Venen und der Vorhofswand wird in afferenten Vagusfasern mit einer veränderten Impulsfrequenz beantwortet. Über die Medulla oblongata als Schaltstation und den Hypothalamus wird die Ausschüttung des antidiuretischen Hormons ADH gebremst, so daß es zu einer Diurese kommt. Eine verminderte Dehnung des Niederdrucksystems führt zu einer Oligurie. Abbildung 10 (nach SIEGENTHALER [1970] aus WITZLEB, 1974) zeigt in einer schematischen Darstellung die Regulation des Blutvolumens. Spezielle Blutspeicher, wie z. B. beim Hund die Milz, werden beim Menschen vermißt. Er kann aber in kritischen Kreislaufsituationen auf Reserveblutmengen im linken Herzen und in der Lunge sowie im venösen Gefäßgebiet des Haut- und Rumpfbereiches zurückgreifen. So beträgt das zentrale Blutvolumen im Thorax nach GAUER (1960) 700–1200 ml. Im Mesenterialkreislauf befinden sich rund 1200 ml, in den Hautvenen 750 ml Blut. In Notfallsituationen

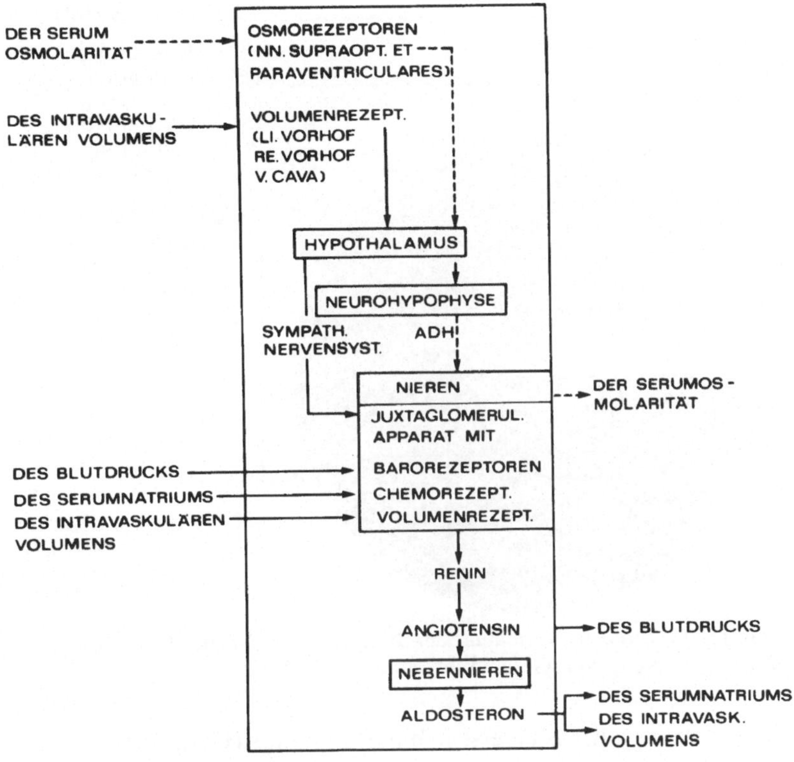

Abb. 10. Regulation des extrazellulären Volumens. (Nach SIEGENTHALER, 1970 aus WITZLEB, 1974)

können diese „Blutspeicher" weitgehend entleert werden und dadurch das Herzminutenvolumen stützen. Der Körper vermag einen Blutverlust bis zu einem Drittel seiner Blutmenge noch zu tolerieren. Je größer das Gesamtvolumen, desto besser kann er einen Verlust des zirkulierenden Volumens kompensieren, sei es nach einer Verletzung oder durch „Sequestrierung" des Blutes bei der Orthostase in der unteren Extremität. Dies zeigt sich z. B. beim Hyperaldosteronismus, wo bei erhöhtem Blutvolumen kaum orthostatische Beschwerden zu beobachten sind. Auch bei Patienten mit ausgeprägter Varikosis ist das Blutvolumen erhöht, so daß orthostatische Kreislaufstö-

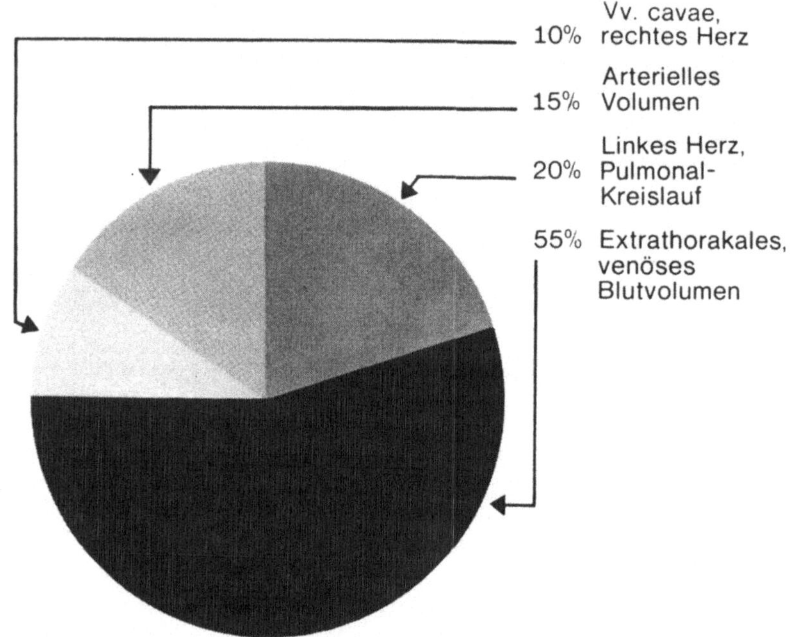

Abb. 11. Prozentuale Verteilung der Blutmenge im Körper (nach KRUG u. SCHLICHER, 1963). Das Gesamtblutvolumen ist 100%

rungen trotz großer Blutverschiebungen in ihrer Häufigkeit nicht zunehmen. Abbildung 11 zeigt die Verteilung des Blutvolumens innerhalb des Körpers. 50–60% des Gesamtvolumens (KRUG u. SCHLICHER, 1963) befinden sich im extrathorakalen venösen Gefäßgebiet. Eine Sonderstellung nimmt hierbei das kaudale Venensystem der unteren Extremitäten ein. Durch die orthostatische Belastung erhöht sich der Druck in diesen Venen, die sich dank ihrer großen Elastizität ausweiten und mit Blut füllen. Dieses Blut wird der Zirkulation entzogen, so daß sich der Rückstrom zum rechten Herzen vermindert. Die durch die Orthostase verursachte Kreislaufstörung beruht primär auf einer hydrostatisch bedingten Druckerhöhung im kaudalen Venensystem und einem nachfolgenden, verminderten venösen Angebot zum rechten Herzen. Bei mangelhafter Gegenregulation kann dadurch das Herzzeitvolumen so weit abnehmen, daß der Blutdruck sinkt.

Folgen wir der Regulation des Blutvolumens im einzelnen. Diese Regulation sorgt für die augenblickliche Anpassungsfähigkeit des Herzminutenvolumens an die wechselnden Erfordernisse von Energieumsatz und Thermoregulation (GAUER et al., 1972). Das Blutvolumen wird durch zwei Mechanismen reguliert:

1. Steuerung des extrazellulären Volumens über das Gleichgewicht von Flüssigkeitsaufnahme und -abgabe. Im Zentrum dieser Regulation steht die Niere, die bei einer Erhöhung des Blutvolumens mit einer Polyurie, bei einer Verminderung mit einer Oligurie antwortet.

2. Bei konstantem extrazellulärem Volumen hat der Kreislauf nach GAUER et al. (1972) die Möglichkeit, durch Steuerung der Filtrationsdrucke im Bereich der Mikrozirkulation das Plasmavolumen auf Kosten des interstitiellen Volumens zu verändern. Bei einem Blutverlust sinkt der Füllungsdruck des Herzens und damit das Herzminutenvolumen. Daraus resultiert eine Abnahme des arteriellen Druckes und eine Flüssigkeitsretention durch die Niere. Bei unveränderter Wasseraufnahme gelingt es der Niere, das extrazelluläre Volumen und das Plasmavolumen wieder aufzufüllen. Die volumenregulatorischen Reflexe gehen nach GAUER und HENRY (1965) vom Herzen aus. Eine Verkleinerung des intrathorakalen Volumens führt zu einer Oligurie und eine Vergrößerung zu einer Polyurie. GAUER et al. (1972) stellten Versuchspersonen bei der Indifferenztemperatur von 34,5 °C in Wasser. Dadurch erhöhte sich das intrathorakale Volumen. Es kam zu einer lang anhaltenden Diurese. Die Dehnung der intrathorakalen Rezeptorenfelder führte außerdem zu einer Abnahme des Symphatikotonus und damit zu einer Verminderung des präkapillären Widerstandes mit einer Steigerung des Filtrationsdruckes. Dadurch nahm die Auswärtsfiltration zu. Eine Erhöhung des Symphatikotonus im normalen Orthostasevorgang führt umgekehrt zu einer Verminderung der Auswärtsfiltration. Dadurch versucht der Organismus, das Blutvolumen aufrechtzuerhalten. Eine Veränderung des Durstgefühls war in GAUERS Immersionsversuchen nicht nachweisbar. GAUER et al. folgerten daraus, daß der Durstmechanismus wahrscheinlich über das Renin-Angiotensin gesteuert wird. Diese langen Immersionsversuche mit Erhöhung des intrathorakalen Volumens führten bei Spitzensportlern zu einer Verminderung der aeroben Leistungsfähigkeit und zu einer hochgradigen orthostatischen Labilität (STEGEMANN, 1976). Die Ursache ist die Reduktion

des Blutvolumens. Die gleichen Symptome findet man auch nach Rückkehr von Raumfahrern auf die Erde.

Die Dehnungsrezeptoren finden sich vor allem in den intrathorakalen großen Gefäßen und im Herzen. Bei der Steuerung von Nierenfunktion, Filtrationsdruck und Durst sind nach GAUER et al. (1972) folgende Parameter beteiligt (Abb. 10):

1. das antidiuretische Hormon ADH,
2. der sympathische Tonus,
3. der Renin-Angiotensin-Aldosteron-Mechanismus,
4. natrium- und wassereliminierende Faktoren.

Das *antidiuretische Hormon ADH* wird bei Zunahme des Transmuraldruckes im linken Vorhof reflektorisch vermindert. Dieses System ist sehr reaktionsfähig. Die ADH-Konzentration nimmt im Blut beim Übergang vom Liegen zum Stehen von 0,4 auf 3,1 μE/ml zu.

Der *Sympathikotonus* verändert den präkapillären Widerstand und den Filtrationsdruck. Dies ist z. B. im Orthostasevorgang der Fall, in dem der Sympathikotonus zunimmt. Der Sympathikotonus steuert auch im Bereich der Henle-Schleife zum Teil die Natriumausscheidung und die Sekretion von *Renin* und damit auch die Konzentration von *Angiotensin II* und *Aldosteron*. Durch Zunahme des intrathorakalen Volumens nimmt die Reninkonzentration im Plasma ab, die Aldosteronausscheidung im Urin vermindert sich (GAUER et al., 1972).

Nach GAUER gibt es noch einen sog. „third-Faktor", der die tubuläre Rückresoprtion von Natrium erschwert.

Die Niere vermag über die Regulation des extrazellulären Volumens, mit nachgeschalteter Veränderung des Herzzeitvolumens, den Blutdruck zu regulieren. Wird die Nierenarterie experimentell verengt, so steigt der Blutdruck von 100 mm Hg innerhalb 2–3 Wochen auf 200 mm Hg an (GUYTON, 1968). Welche Bedeutung hat dieses einfache Experiment für den menschlichen Organismus? Durch den Abfall des arteriellen Druckes wird entsprechend Abb. 7 die glomeruläre Filtrationsrate vermindert, Wasser und Elektrolyte werden zurückgehalten. Das extrazelluläre Volumen steigt an. Diese Erhöhung des Extrazellulärvolumens bedingt eine vergrößerte rechtsventrikuläre Füllung und damit eine Erhöhung des Herzminutenvolumens. Der arterielle Druck steigt an. Der erhöhte Volumenauswurf des Herzens führt im Gewebe zu einer lokalen Autoregulation, so daß der totale periphere Gefäßwiderstand ebenfalls ansteigt und den arteriellen Druck zusätzlich erhöht (GUYTON, 1968). Um in den Organsystemen den Blutfluß konstant halten zu können, muß bei einem erhöhten totalen peripheren Widerstand der Druck weiter ansteigen. Der Endeffekt der initial ausgelösten mäßigen Erhöhung des Herzzeitvolumens ist eine Vergrößerung des peripheren Gefäßwiderstandes und des arteriellen Blutdruckes (GUYTON, 1968). Dieser akute Regulationsprozeß ist jedoch weniger effektiv als die Langzeitmechanismen. Wie oben angeführt, dauern sie mehrere Tage bis Wochen, um den Blutdruck über das extrazelluläre Volumen neu einzustellen. Erst wenn die Durchblutung der Niere weit genug abfällt, kommt es im Bereich der juxtaglomerulären Zellen zu einer Ischämie. Innerhalb weniger Sekunden bis Minuten bewirkt das freigesetzte Renin die Umwandlung von Angiotensinogen zu Angiotensin I. Innerhalb 1 min wird Angiotensin I enzymatisch zu Angiotensin II umgewandelt. Angiotensin II bleibt für 5–10 min im Blut, bis es inaktiviert wird. Angiotensin II hält den arteriellen Druck durch eine direkte Vasokonstriktion der Arteriolen, d. h. über eine Erhöhung des peripheren Gefäßwiderstandes.

Weiterhin kommt es zu einer Aldosteronsekretion in der Nebennierenrinde, die eine Salz- und Wasserretention bewirkt und über die extrazelluläre Volumenerhöhung den Blutdruck steigert. Bei Wiederanstieg des arteriellen Druckes verschwinden die renale Ischämie und deren Folgezustände.

GUYTON (1968) bezweifelt jedoch, daß das Reninsystem den wesentlichen Baustein innerhalb der Blutdruckregulation darstellt. Er begründet dies mit der sehr starken Tachyphylaxie. Bei mehrmaliger Verabreichung von Renin läßt die Wirkung nach. Weiterhin ist der Reninspiegel im Blut so niedrig, daß er für die normale Regulation des arteriellen Blutdruckes kaum eine Rolle zu spielen scheint.

Nach BRUNNER und GAVRAS (1974) kommt jedoch dem Natrium eine Schlüsselfunktion für die Aufrechterhaltung des normalen Blutdruckes zu. Der nephrektomierte Patient ohne funktionsfähiges Reninsystem stabilisiert z. B. den Blutdruck nur bei ausreichender Salzzufuhr innerhalb normaler Grenzen und entwickelt sogar bei Natriumexzeß eine Hypertonie. Inwieweit die Nebenniere den Blutdruck beeinflussen kann, demonstrieren Patienten mit totaler Nebennierenentfernung, die bei Kortikoidsubstitution eine normale Blutdruckregulation aufweisen. Deshalb erscheint es unwahrscheinlich, daß das Nebennierenmark einen entscheidenden Einfluß auf die Druckregulation ausübt. Der normale Blutdruck scheint in liegender Postion durch die Natriumvolumenkomponente mitbestimmt zu sein. Eine Natriumverarmung führt wiederum zu einer Freisetzung von Renin (BRUNNER u. GAVRAS, 1974). Eine Angiotensin II-Blockade senkt z. B. den Blutdruck bei natriumverarmten Tieren. AMES et al. (1965) zeigten, daß die Druckreaktion der Arteriolen auf Angiotensin II in direkter Beziehung zur entsprechenden Natriumbilanz steht. Unter einem erhöhten Natriumspiegel wirkt die gleiche Dosis von Angiotensin II sehr viel stärker druckauslösend. GUYTON et al. (1968) haben gezeigt, daß renal zurückgehaltenes Natrium das einzige Pressorsystem mit potentiell unbegrenzter Steigerungsmöglichkeit ist. Deshalb spielt in der Therapie orthostatischer Dysregulationen die kochsalzreiche Ernährung eine nicht unerhebliche Rolle.

Der normale Blutdruckspiegel könnte nach BRUNNER und GAVRAS (1974) durch folgende Mechanismen eingestellt werden:

1. Angiotensin II-abhängige Vasokonstriktion,
2. Natrium-, Blutvolumen,
3. Interaktion beider Faktoren,
4. Katecholamine und neural vermittelte, gefäßbedingte Druckregulation. Hierzu gehören auch die Regulation des Venentonus und das Herzminutenvolumen.

1.3.2 Peripherer Gefäßwiderstand

Das zweite Stellglied innerhalb des Regelkreises ist der periphere Gefäßwiderstand. Er ist abhängig vom arteriovenösen Druckgradienten und vom Herzminutenvolumen. Was verstehen wir unter dem Begriff peripherer Widerstand?

Der arterielle Gefäßwiderstand setzt sich aus parallel geschalteten Teilwiderständen der Organsysteme, aus denjenigen innerhalb einzelner Organe, sowie aus hintereinander liegenden Einzelwiderständen von Arterien, Arteriolen und Kapillaren zusammen (BARBEY u. BRECHT, 1960; Abb. 12).

Der Strömungswiderstand gehorcht den gleichen Gesetzen, wie die elektrischen Widerstände in Reihen- und Parallelschaltung. Der Ge-

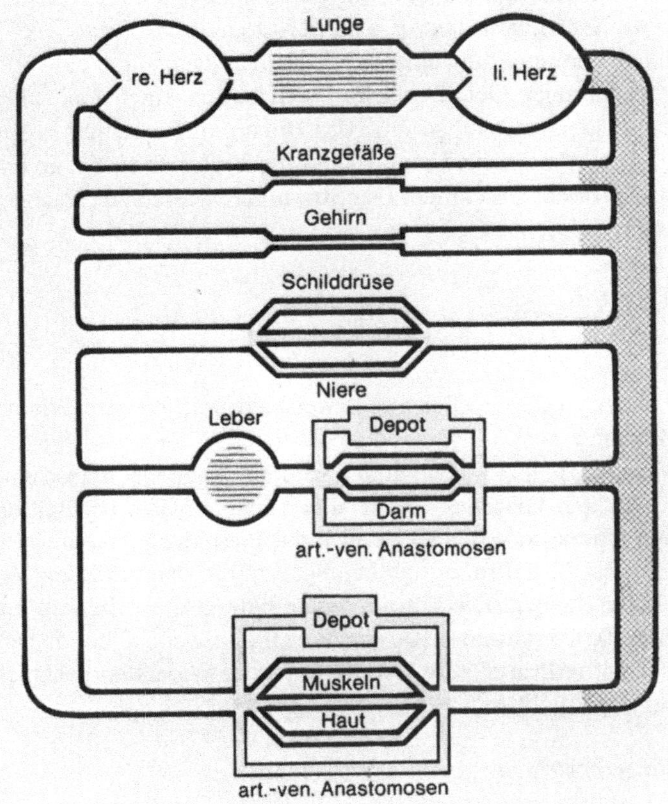

Abb. 12. Übersicht über die Widerstandsgebiete des Körpers. (Nach WEZLER u. BÖGER, 1938)

samtwiderstand ist proportional dem arteriovenösen Druckgefälle und umgekehrt proportional dem Stromzeitvolumen ($R = \frac{\Delta P}{V_t}$).

In der Verteilung des Blutvolumens und der Durchblutungsregulation treten die einzelnen Teilwiderstände in den Vordergrund, da sie selektiv verändert werden können. Aus der Gleichung

$$V_t = \frac{\Delta P (R_1 + R_2 + \ldots + R_n)}{R_1 \, R_2 \, R_n}$$

wobei R_1, R_2, ..., R_n die Teilwiderstände darstellen (BARBEY u. BRECHT, 1960), geht hervor, daß der Organismus Druck und Volumen bei Verminderung einzelner Teilwiderstände über eine Stimulation kollateraler Gefäßbereiche stabil halten kann. Fällt aber der Gesamtwiderstand ab, so muß das Herzminutenvolumen ansteigen. Fehlt diese Volumenerhöhung, sinkt der Perfusionsdruck ab und der Kreislauf bricht zusammen. Der Strömungswiderstand errechnet sich aus dem Poiseuille-Gesetz:

$$R = \frac{8\,\eta\,L}{\pi\,r^4} \quad \text{(BURTON, 1969)}.$$

Wir haben in dieser Gleichung zwei Faktoren, die den Widerstand bestimmen:

1. Die *Viskosität* η, welche in den verschiedenen Gefäßabschnitten – läßt man den Fåhraeus-Effekt außer acht – gleich ist. Bei langem Stehen nimmt im kaudalen Bereich das Plasmavolumen um ca. 15% ab, da sich die Filtrationsbedingungen durch den erhöhten Venendruck verschieben. Die Filtrationsrate beträgt im Stehen im Fußbereich ca. 0,075 ml/min $\cdot$ 100 cm^3 Weichteilgewebe. Über den erhöhten Hämatokrit in diesem Bereich kann der Widerstand nach obiger Gleichung erhöht sein.

2. *Ein geometrischer Anteil:* $\dfrac{L}{\pi r^4}$.

Schon kleinste Veränderungen in der lichten Gefäßweite können durch die Abhängigkeit des Widerstandes von der 4. Potenz des Radius sehr effektiv sein. Der Anteil einzelner Gefäße am Gesamtwiderstand ist in Tabelle 2 dargestellt. Den größten Anteil haben die Arteriolen, in deren Bereich sich praktisch die gesamte Regulation des peripheren Widerstandes abspielt. Die Durchblutung und damit die Gefäßweite richtet sich nach den Bedürfnissen der einzelnen Organsysteme. So ist es notwendig, daß sich während einer körperlichen Belastung die Muskelgefäße oder nach einer fülligen Mahlzeit die Darmgefäße erweitern. Diesem lokalen Bedürfnis steht jedoch die Druckregulation des gesamten Regelkreises gegenüber. Differieren beide Regulationen zu stark, so kommt es zu einem Mißverhältnis zwischen Gefäßweite und intravasalem Volumen. Die Kreislaufregu-

Tabelle 2. Anteil [%] einzelner Gefäße am gesamten Strömungswiderstand (BURTON, 1969). Den größten Anteil haben die Arteriolen, in deren Bereich sich praktisch die gesamte Regulation des peripheren Gefäßwiderstandes abspielt

Aorta	4	Venolen	4,0
Große Arterien	5	Terminale Venen	0,3
Mittlere Arterien	10	Hauptvenenäste	0,7
Terminale Arterienäste	6	Große Venen	0,5
Arteriolen	41	Vena cava	1,5
Kapillaren	27		
Arterien + Kapillaren	93	Venöses System insgesamt	7,0

lation und damit auch die Perfusion der einzelnen Organsysteme bricht zusammen. Um die Versorgung zu sichern, vermag der Organismus die Widerstände auf drei Arten zu variieren:

1. druckpassiv,
2. lokal-chemisch,
3. zentralnervös.

Druckpassiv. Bei einer intravasalen Druckzunahme steigt der Transmuraldruck, der die Gefäßwand dehnt, so daß sich das Lumen passiv erweitert. Dieser Effekt kann beim Aufstehen den arteriellen Gefäßwiderstand vermindern, da der Blutdruck in den abhängigen Partien fast um das Doppelte ansteigt. Dieser Mechanismus wird aber im Gefäßsystem gedämpft, da die glatte Gefäßmuskulatur auf starke Spannungsreize mit einer Kontraktion antwortet. Dieser Effekt wurde von BAYLISS (1893) beschrieben. Umgekehrt können die Gefäße bei Verminderung des intravasalen Druckes kollabieren. Wir finden dies bei den Venen im Halsbereich, in welchen der Druck beim Stehen negativ wird. Selbst bei einem großen Menschen fällt der Druck in den Hirnarterien im Stehen – hydrostatisch bedingt – nicht unter 50 mm Hg. In extremen Situationen, wie z. B. beim Kunstflug, kann der Druck dieses Niveau unterschreiten (BURTON, 1969). Beim Hochziehen der Maschine nach einem Sturzflug kann die in Richtung Kopf-Fuß wirkende Kraft das Dreifache der Erdbeschleunigung erreichen. In den Hirngefäßen verdreifacht sich $\varrho g h$, so daß der arterielle Druck von 120 auf ca. 12 mm Hg absinken kann. Die Blutversorgung der Ganglienzellen sistiert, der Pilot zeigt das typische Bild des „black out" (JOKL, 1942).

Lokal-chemisch. Nach der Durchblutungsdrosselung, wie z. B. in der Hockstellung, wo die Aa. popliteae weitgehend abgeklemmt werden, erweitern sich die peripheren Gefäße. In der Ischämie werden Stoffe frei, die den Gefäßtonus vermindern. Hier können vor allem das Kalium (GEBERT et al., 1968; RIECKERT u. EPPINGER, 1970) sowie das CO_2 (STEGEMANN, 1971) oder pH-Änderungen wirksam werden. Neben dem Aufstehen aus der Hockstellung, wobei der arterielle Gefäßwiderstand in den Unterschenkeln maximal erniedrigt ist, sind diese lokalen Mechanismen bei der Orthostase in den Hirngefäßen von Bedeutung. Nach GANONG (1971) verkleinert sich der arteriovenöse Druckgradient beim Stehen im Kopfbereich. Der arterielle Druck fällt beim Aufstehen um ca. 20–30 mm Hg, der Druck in der V. jugularis jedoch nur um ca. 5–8 mm Hg, so daß sich der arteriovenöse Druckgradient und damit der Perfusionsdruck verkleinert. Die Hirndurchblutung fällt ab. Dadurch steigt der pCO_2, der pH-Wert sinkt. Beide Werte sind nach BETZ und WÜLLENWEBER (1969) die wichtigsten Größen zur lokalen Regulation der Hirndurchblutung. Der periphere Widerstand verkleinert sich, so daß im Stehen insgesamt – wenn man beide Faktoren addiert – trotz Druckabfall nur eine minimale Verminderung der zerebralen Durchblutung um weniger als 20% resultiert. Da die Extraktionsrate des Sauerstoffs ansteigt, besteht im Gehirn kein Unterschied in der Sauerstoffaufnahme im Liegen und Stehen (GANONG, 1971).

Zentralnervös. Die zentrale Regulation des Gefäßwiderstandes erfolgt über das vegetative Nervensystem. Dabei überwiegen die sympathischen Anteile. Abbildung 13 zeigt das anatomische Korrelat. Nur wenige Organe, wie z. B. Speichel- oder Geschlechtsdrüsen, werden hauptsächlich durch parasympathische Gefäßnerven versorgt. Eine Erhöhung der sympathischen Aktivität führt zu einer Gefäßkontraktion, ein Nachlassen zu einer Dilatation, da die Gefäße normalerweise bis zu 50% ihres Maximaldurchmessers kontrahiert sind. Die Überträgerstoffe an den Nervenendigungen sind Adrenalin

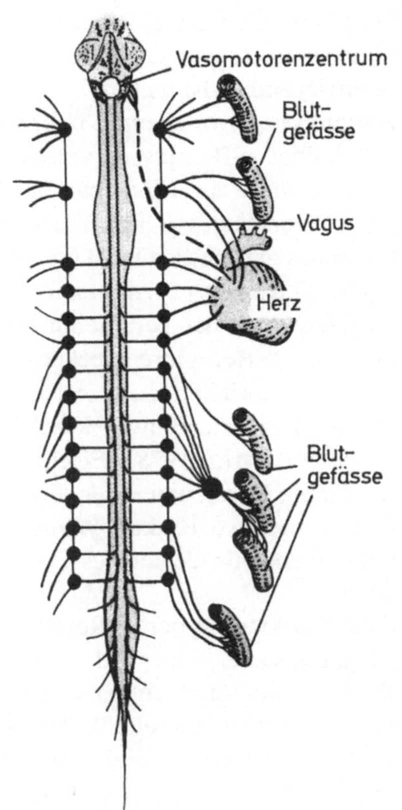

Abb. 13. Das sog. Vasomotorenzentrum mit den zugehörigen peripheren Bahnen zur Kreislaufregulation über N. sympathicus und N. vagus (GUYTON, 1968)

(10–20%) und Noradrenalin (80–90%). Ausnahmen finden wir in der Arbeitsmuskulatur, in welcher sympathisch cholinerge Nervenfasern die Gefäße aktiv erweitern können. Dabei kommt es über einen erhöhten Sympathikotonus, wie z. B. im Vorstartzustand eines Wettkampfes, kurzfristig zu einer erhöhten Durchblutung. In seltenen Fällen kann eine solche Abnahme des peripheren Gefäßwiderstandes zu einem Druckabfall führen. Dies finden wir in psychisch ausgelösten Kollapszuständen.

Im Skeletmuskel können die Gefäße auf Adrenalin und Noradrenalin unterschiedlich reagieren. Während Adrenalin die sog. α- und β-Rezeptoren stimuliert, ist Noradrenalin ein α-Rezeptorenstimulator. Bei einer Stimulation der α-Rezeptoren werden die Gefäße verengt, bei Stimulation der β-Rezeptoren erweitert. In den Arteriolen der Haut und Schleimhaut finden wir überwiegend α-, in den Muskeln überwiegend β-Rezeptoren. Die praktische Bedeutung dieser Rezeptoren liegt vor allem in ihrer selektiven Hemmung. Da die Arteriolen über α-Rezeptoren verengt und über β-Rezeptoren dilatiert werden, führt die β-Rezeptorenblockade zum Anstieg des peripheren Widerstandes. Obwohl das Herzzeitvolumen vermindert ist, kommt es akut nicht zum Blutdruckabfall. Der Blutdruckabfall stellt sich nach KEWITZ (1978) erst im Laufe von einigen Wochen ein, weil die Steigerung des peripheren Widerstandes bei der Daueranwendung von β-Rezeptorenblockern nachläßt und sogar unter den Ausgangswert absinken kann. Auch nach Absetzen der β-Rezeptorenblocker kann die Blutdrucksenkung noch einige Wochen bestehen bleiben (KEWITZ, 1978). Eigene Untersuchungen mit therapeutisch relevanten Dosen unterschiedlicher β-Blocker zeigen, daß eine Kardioselektivität, d. h. akute Wirkungsweise ohne Veränderung des peripheren Gefäßwiderstandes, in therapeutischen Dosen nicht vorhanden ist.

Eine Blockierung der β-Rezeptoren führt zu einer Blutdrucksenkung. Die Gefahr einer orthostatischen Dysregulation erhöht sich, da ein Stellglied innerhalb der Gegenregulation blockiert wird.

Eine humoral vermittelte Widerstanderhöhung erfolgt, wie oben gezeigt, durch Angiotensin II, das vor allem die präkapillären Gefäße aktiviert und zentrale sympathische Strukturen aktiviert (WITZLEB, 1974).

1.3.3 Herz

Ein weiteres Stellglied in der arteriellen Druckregulation ist das Herz. Entscheidend für ein regelrechtes Druckgeschehen ist das Verhältnis von Herzminutenvolumen und peripherem Gefäßwiderstand. Das Herzminutenvolumen resultiert aus Schlagvolumen mal Herzfrequenz. Das Schlagvolumen beträgt in Ruhe ca. 70 ml und kann bei Normalpersonen bis auf 140 ml ansteigen. Leistungssportler können Schlagvolumina von über 200 ml erreichen.

Asthenische Personen werfen in Ruhe oft kleinere Schlagvolumina aus, so daß die Herzfrequenz auch in Ruhe über die Norm erhöht ist (GUYTON, 1968). Die Arbeit und damit der Sauerstoffverbrauch des

Herzens ist abhängig von der Druckentwicklung mal dem ausgeworfenen Volumen. Im Bereich des rechten Herzens ist die Arbeitsbelastung = Schlagvolumen · (rechtsventrikuläre Drucksteigerung – rechter Vorhofdruck) und im Bereich des linken Herzens die Arbeit = Schlagvolumen · (linksventrikulärer Druck – linker Vorhofdruck). Die Arbeit des Herzens besteht also darin, den Druck von einem niedrigeren auf ein höheres Niveau zu bringen. Ein geringer Teil des Energiebedarfes ist die sog. kinetische Energie $\frac{m}{2}\,v^2$.

In Ruhe beträgt das Herzminutenvolumen ca. 5 l. Dieses Herzminutenvolumen muß an die jeweilige Belastung des Organismus angepaßt werden. Diese Anpassung erfolgt autoregulatorisch im Bereich des Herzens selbst und über den Einfluß des vegetativen Nervensystems. Die Dynamik des Herzens ist letzten Endes für die Versorgung der peripheren Organe entscheidend. Nur ein ausreichendes Herzzeitvolumen und die daraus folgende Druckentwicklung gewährleistet eine gute Blutversorgung. STARLING (1918) beschrieb die autoregulativen Mechanismen am isolierten Herzen, die trotz vieler Diskussionen um das Für und Wider repräsentativer Untersuchungen an isolierten Organen ihre Gültigkeit bis heute noch erhalten haben. Kennen wir die Gesetzmäßigkeiten des Herzens, so leiten sich zwangsläufig die Reaktionen in der Orthostase ab:

1. Das Starling-Gesetz besagt, daß die Kraft der Kontraktion proportional der initialen Länge der Herzmuskelfaser ist. Die Vordehnung der Herzmuskelfaser bestimmt die Herzleistung. Das bedeutet, daß die Leistung mit steigender diastolischer Füllung zunimmt (nach BRAUNWALD aus GANONG, 1971). Abbildung 14 zeigt die Faktoren, welche die Dehnung des Myokards verändern: die Pumpwirkung der Skeletmuskulatur, der Venentonus, der intraperikardiale Druck, der intrathorakale Druck, das Gesamtblutvolumen, die Körperlage und der Vorhofbeitrag zur Ventrikelfüllung.

2. Die Leistung des Herzens ist eine Funktion des peripheren Gefäßwiderstandes. Das Schlagvolumen nimmt bei Erhöhung des peripheren Widerstandes ab, bei Verminderung zu.

Die Herzleistung wird von der Kontraktilität bestimmt. Eine sympathische Aktivierung z. B. verschiebt das Druck-Volumen-Diagramm des Herzens nach links (Abb. 15). Über die sympathische Aktivierung verbessert sich die Leistung des Herzens. So beeinflußt z. B.

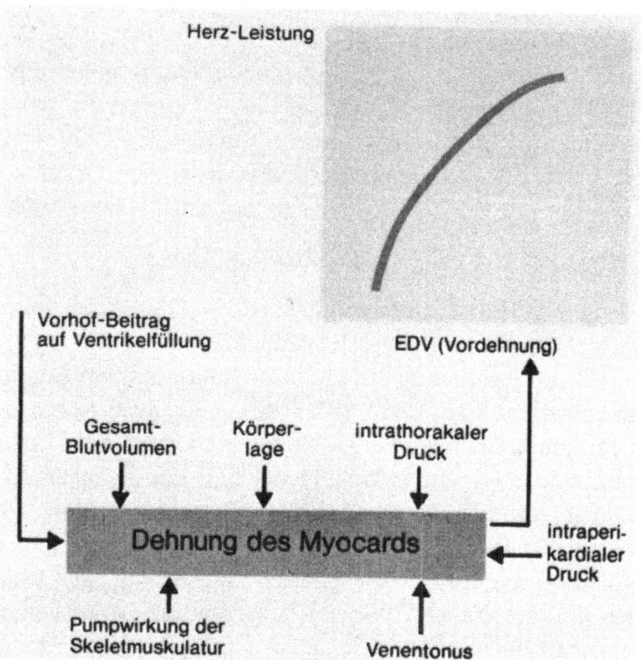

Abb. 14. Das Verhältnis von Herzleistung und enddiastolischem Volumen, das durch Körperlage, Venentonus usw. beeinflußt werden kann. (Nach BRAUNWALT aus GANONG, 1971)

eine Schrittmacherstimulation beim Herzgesunden bis zu 150 Schlägen/min die Größe des Herzminutenvolumens nicht wesentlich, im Gegensatz zu einer gleichen Frequenzsteigerung unter Muskelarbeit mit erhöhter Sympatikuserregung (WEZLER, 1968). PAWLOW konnte 1977 chronotrope und inotrope Fasern am Herzmuskel trennen. Insgesamt führt ein erhöhter Sympathikotonus nach GROSSE-BROCKHOFF (1969) zu:

- Erhöhung der Erregungsbildung im Erregungsleitungssystem und damit Steigerung der Schlagfrequenz
- Förderung der Erregungsausbreitung
- Steigerung der Muskelkraft, Zunahme des systolischen Druckes, Abnahme des endsystolischen Volumens (Restvolumen)

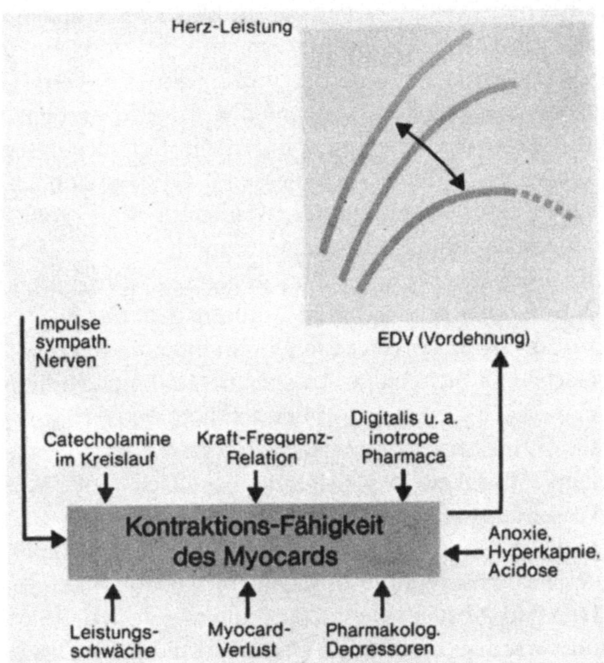

Abb. 15. Veränderungen der Herzkontraktilität durch verschiedene Faktoren wie Katecholamine, Pharmaka und Myokardschwäche. (Nach BRAUNWALD aus GANONG, 1971)

– Erhöhung der Druckanstiegsgeschwindigkeit und Verkürzung der Entleerungszeit
– Zunahme der Vorhofkontraktion und Vermehrung der enddiastolischen Füllung des Herzens.

1.4 Der Kreislauf in der Orthostase

Als der Mensch sich anschickte, von seinem Lager aufzustehen und zweibeinig durch die Welt zu ziehen, war es um den „steady state" des Kreislaufs geschehen. Durch die hydrostatische Belastung bei der aufrechten Haltung schien der Blutdruck ins Wanken zu geraten. Um die dem Menschen eigene Gangart aber trotzdem zu ermöglichen, mußte diese neue Störgröße im Regelkreis des arteriellen Blutdrukkes durch sinnvolle Anpassung überwunden werden. Nicht die absolute Höhe des Druckes, sondern die Funktionsfähigkeit des Blutdruckregelkreises ist entscheidend. Dysregulationen manifestieren sich in einer Änderung der peripheren Regelgröße Blutdruck und prägen das subjektive Beschwerdebild.

Die Störgröße Orthostase im Regelkreis des arteriellen Blutdruckes wird verursacht durch die Änderungen des sog. hydrostatischen Druckes beim Senkrechtstehen. Im intakten Kreislauf des Menschen verschieben sich beim Aufstehen die Druckverhältnisse über die Schwerkraftenergie ($\varrho g h$) beträchtlich. Letztere wird als hydrostatischer Druck bezeichnet. Nach PASCAL (1623–1662) ist der Druck in einer Flüssigkeit in gleicher Höhe gleich groß. Mit zunehmender Wassertiefe steigt der Druck um $P = -\varrho g h$ an.

Da dieses Gesetz im Kreislauf des Menschen ebenfalls gültig ist, muß sich nach Burton (1969) bei einem 1,80 m großen Mann mit einem Herz-Fuß-Abstand von 1,20 m zum manifesten Druck in den Venen und Arterien des Fußes ein hydrostatischer Druck von $\varrho g h =$ 1 · 9,81 · 1,20 = 11760 N/m^2 = 11,76 kPa = 88 mm Hg addieren.

Nur 5–10 cm unterhalb des Zwerchfelles bleibt der Druck beim Lagewechsel konstant. Dieser hydrostatische Indifferenzpunkt (GAUER, 1960) hängt von der Elastizität der Gefäße ab. Abbildung 16 zeigt die Druckverhältnisse im arteriellen und venösen System im Liegen und Stehen. Auf der venösen Seite ist der Druck in Herzhöhe fast Null. Im Bereich der Hirnvenen wird der Druck negativ, d. h. ca. 60 cm oberhalb des Herzens ca. – 39 mm Hg. Der arterielle Druck beträgt in diesem Beispiel im Gehirnbereich noch 51 mm Hg. Diese Zahlen wurden von BURTON (1969) allerdings nur geschätzt. Da der venöse Druck gleichzeitig mit dem arteriellen Druck fällt, bleibt die Stromstärke weitgehend erhalten. Sie ist nach dem Ohm-Gesetz vom arteriovenösen Druckgradienten und dem Widerstand abhängig.

Im Weltraum ist $g = 0$, so daß der hydrostatische Druck wegfällt. Die treibenden Kräfte im Kreislauf bleiben jedoch erhalten.

Hydrostatische Druckänderungen finden wir im arteriellen und venösen Gefäßbett. Da die Venen aber bei intravasalen Drucksteige-

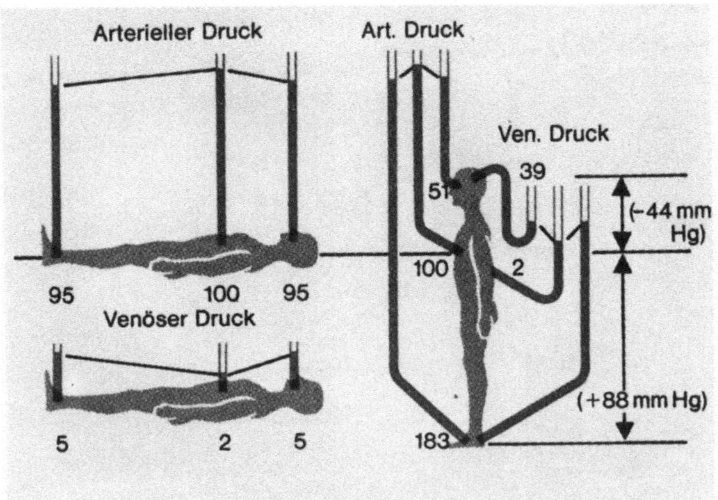

Abb. 16. Darstellung des arteriellen und venösen Druckes im Liegen und Stehen. (Nach BURTON, 1969)

rungen aufgrund ihrer elastischen Eigenschaften mit einer größeren Zunahme der lichten Gefäßweite gegenüber den Arterien reagieren, ergeben sich Blutverschiebungen, die wiederum sekundär zu Änderungen des arteriellen Druckgeschehens führen. Der Körper ist nun bestrebt, den Druckabfall in der Orthostase zu verhindern und sich durch folgerichtige Gegenregulation auf den neuen Status einzustellen. Die Problematik der Orthostase ist untrennbar mit dem Blutdruck und seiner Regulation verbunden. Dieser Blutdruck wird vom Blutvolumen, von der Herzdynamik, vom peripheren Gefäßwiderstand und vom Regelzentrum bestimmt. Diese Faktoren ändern sich innerhalb des Orthostasevorganges.

Was passiert im einzelnen beim Aufstehen? Im Moment des Aufstehens fallen arterieller und venöser Druck in den Gefäßen oberhalb des Herzens um die verminderte hydrostatische Säule ab. Im kaudalen Gefäßbett verlaufen arterieller und venöser Druck primär unterschiedlich. Im arteriellen System steigt der Druck blitzartig um die volle hydrostatische Säule an und kann im Fußbereich 200 mm Hg erreichen. Im venösen Gefäßbett fangen die Venenklappen diese Druckbelastung primär ab. Der über das Kapillargebiet einströ-

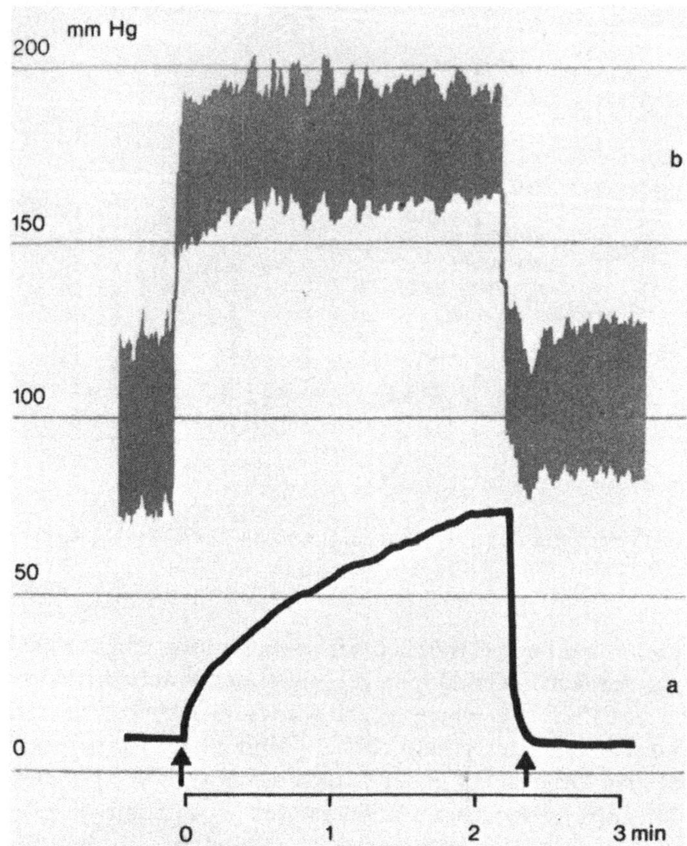

Abb. 17a u. b. Venendruck (**a**) in einer Fußvene des Fußrückens und arterieller Druck in der A. tibialis posterior (**b**) im Liegen und in Kippstellung, Fußtieflage 45° (↑ – ↑). Während der arterielle Druck blitzartig um die hydrostatische Säule ansteigt, nimmt der Venendruck durch den primären Klappenschluß nur langsam zu. Diastolischer Druckanstieg direkt nach dem Kippen als Zeichen einer guten Gegenregulation. Verstärkte Blutdruckwellen im Sinne einer dynamischen Labilität in der Kipp-Phase. (Nach PAUSCHINGER et al., 1971; RIECKERT, 1972)

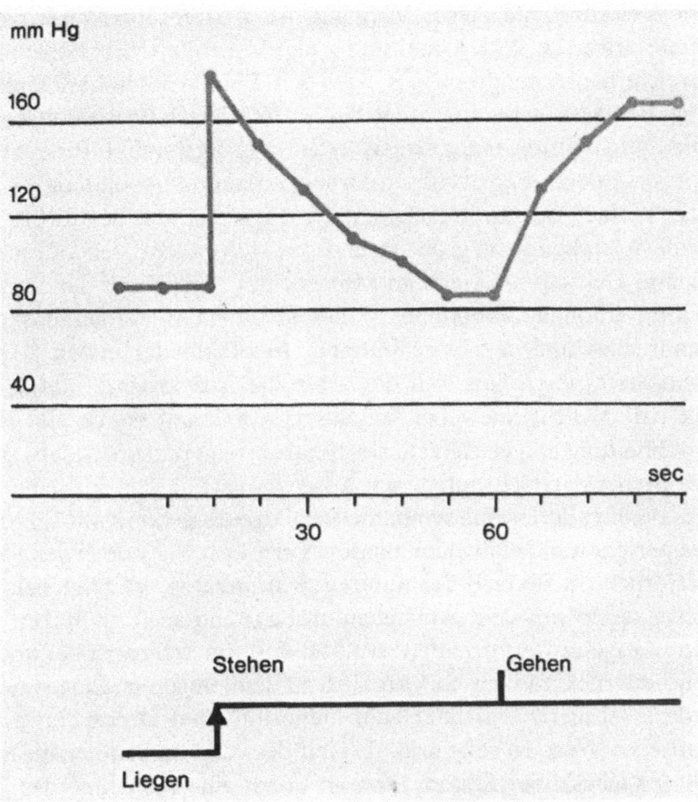

Abb. 18. Verlauf des arteriovenösen Druckgradienten im Fußbereich im Liegen, Stehen und Gehen. Entsprechend dem steilen arteriellen Druckanstieg aus Abb. 17 nimmt der arteriovenöse Druckgradient akut zu. Mit steigendem Venendruck fällt er wieder ab. Durch die Muskelaktion fällt der Venendruck, so daß sich der Druckgradient und damit die Durchblutung erhöht

mende Blutfluß drückt die Klappen jedoch innerhalb 1–2 min von unten nach oben sukzessiv auf, so daß der Druck in den Fußvenen 100 mm Hg erreicht. Abbildung 17 zeigt den unterschiedlichen Verlauf des arteriellen und venösen Druckes. Die mittlere Druckhöhe beträgt in den Fußvenen im Stehen 101 ± 6 mm Hg.
Die Anstiegsgeschwindigkeit des Venendruckes ist eine Funktion des arteriellen Einstroms und der Füllungskapazität des Venensystems.

Die Zeitkonstante dieses Vorgangs ist $T = RC$, wobei R der gesamte arterielle Widerstand und C die Venenkapazität bedeutet. So erreicht der Venendruck z. B. nach dem Laufen mit hoher Durchblutung bei 20 °C schon nach 7 s, bei − 10 °C nach 75 s ein Plateau. Die Durchblutung eines Organs oder einer Extremität ist direkt proportional dem arteriovenösen Druckgradienten. Abbildung 18 zeigt den Verlauf des arteriovenösen Druckgradienten, der direkt nach dem Aufstehen sehr groß ist und mit steigendem Venendruck abnimmt. Deshalb muß sich im Moment des Aufstehens der arterielle Zufluß erhöhen. Abbildung 19 demonstriert das Verhalten des Venendruckes und der Durchblutung. Innerhalb der ersten 20 s der Orthostase vergrößert sich der arterielle Zufluß von 2 auf 4,3 ml/ 100 cm^3 Weichteilgewebe. In dieser Abbildung wurde die Hautdurchblutung aufgezeichnet, die initial ansteigt und im „steady state" des Stehens jedoch unter den Ausgangswert abfällt. Ursächlich ist dies bedingt durch eine sympathische Gegenregulation mit Erhöhung des peripheren Gefäßwiderstandes. Verfolgen wir jedoch den Sauerstoffdruck im Bereich der unteren Extremitäten, so zeigt sich, daß dieser direkt mit dem Aufstehen ansteigt und auch im Stehen über dem Ausgangswert erhalten ist (Abb. 20). Im Stehen ist der arteriovenöse Druckgradient im Vergleich zu demjenigen im Liegen unverändert. Addieren wir aber zum hämostatischen Druck den hydrostatischen Wert, so zeigt sich, daß auf der venösen Seite einige Millimeter Quecksilber fehlen. Dies ist durch eine Abnahme des Strömungswiderstandes bedingt, so daß die Sauerstoffversorgung der unteren Extremität verbessert wird (Abb. 20). Der Kliniker kennt diese Situation bei durchblutungsgestörten Patienten, die die Beine leicht hängen lassen.

Für den Orthostasevorgang sind zwei Faktoren von Bedeutung:

1. Im Moment des Aufstehens ein hoher arterieller Zufluß in die untere Extremität.

2. Langsam steigender Venendruck, der nach 1–2 min Stehen im Fußbereich ca. 100 mm Hg erreicht.

Dieser hohe Venendruck bedeutet eine Zunahme des Transmuraldruckes, der die Gefäßwand in ihrer Querrichtung dehnt. Es resultiert eine erhöhte venöse Kapazität, und das Gefäßsystem füllt sich vermehrt mit Blut. Das Blut versackt also beim Aufstehen nicht retrograd, sondern gelangt über das Kapillargebiet in die Venen, die

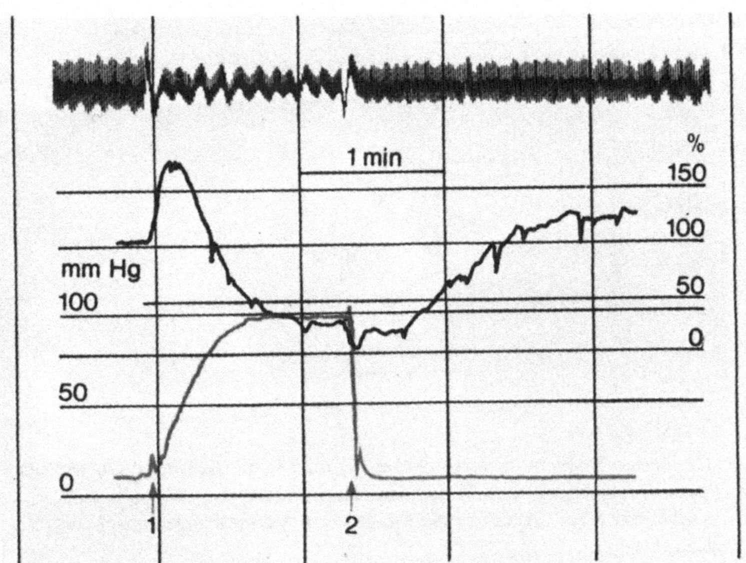

Abb. 19. Daumenpuls, Durchblutung an der Wade (Wäremeleitmeßkopf über der Haut) und Venendruck (V. dorsalis pedis) im Liegen und Stehen (1 bis 2) von *oben* nach *unten*. Im Moment des Aufstehens steiler Durchblutungsanstieg. Mit steigendem Venendruck fällt die Durchblutung entsprechend der Verminderung des arteriovenösen Druckgradienten ab. Im Bereich der Haut hier unter das Ausgangsniveau

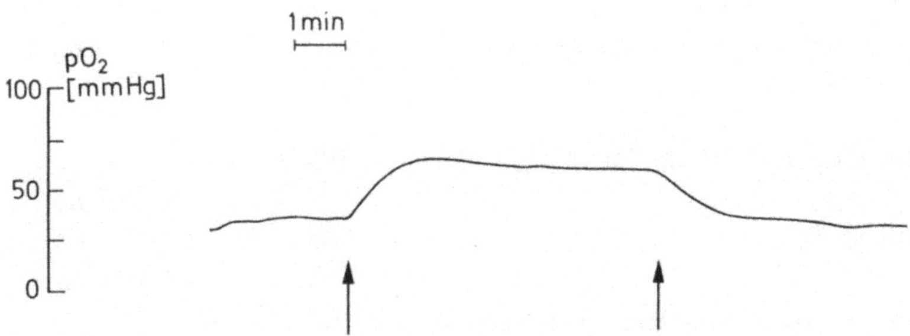

Abb. 20. Sauerstoffdruck im Bereich der Wade im Liegen und Stehen (↑ –↑). Im Stehen ist der pO$_2$ erhöht

41

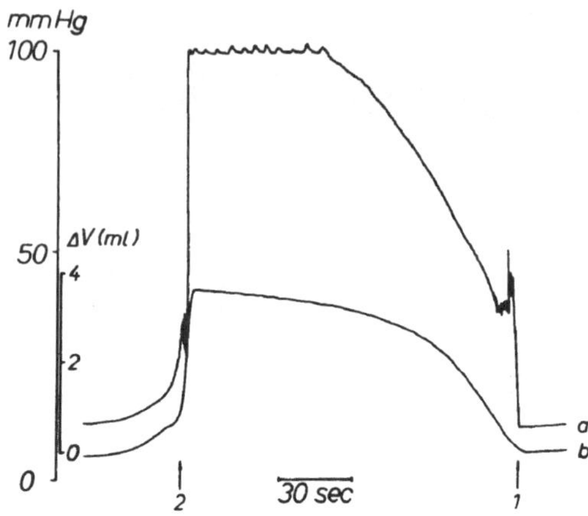

Abb. 21. Venendruck in einer Fußvene (*a*) und Wadenvolumen (*b*) plethys-mographisch registriert beim Kippen in die Senkrechte (1–2). Die Kurve ist von *rechts* nach *links* zu lesen. Mit steigendem Venendruck nimmt das Wadenvolumen zu

sich nun von distal nach proximal auffüllen. Abbildung 21 zeigt den Verlauf des Venendruckes und des kaudalen Volumens. Dieses erhöhte kaudale Blutvolumen, das sog. Venenpooling, führt zu einer Verminderung des zirkulierenden Blutvolumens und ist letzten Endes die entscheidende Störgröße im Regelkreis des arteriellen Blutdruckes. Ohne dieses erhöhte kaudale Blutvolumen gäbe es keine orthostatische Regulation und Dysregulation.

Wie groß sind diese Volumenänderungen beim Aufstehen? Registrieren wir mit ^{51}Cr-markierten Erythrozyten das intravasale Blutvolumen der unteren Extremität (RIECKERT et al., 1969, 1970) so erhalten wir folgende Werte:

Im Liegen (Grundvolumen)	398 ± 44 ml	
		+ 208 ml
Im Stehen	606 ± 64 ml	
		+ 410 ml
In passiver Hängelage am Kipptisch	808 ± 72 ml.	

Bei kreislaufgesunden Personen „versacken" beim Aufstehen ca. 200 ml Blut in die Beine. Nach SJÖSTRAND (1953), LUDBROOK (1966),

HUEP und GERSMEYER (1969) und KAPPERT (1969) können dabei Maximalwerte von über 500 ml erreicht werden. Dabei sind vor allem die kleinen Gefäße beteiligt. Dieses Volumen wird praktisch der Zirkulation entzogen und scheint kaudal liegenzubleiben.

Wie wird das Blut entgegen dem hydrostatischen Druck im Stehen nach kranial gefördert, wie groß ist die Umwälzrate im kaudalen Venenpool? Methodisch kann diese Frage mit der plethysmographischen Volumenmessung (BARBEY u. BARBEY, 1963) und über die Registrierung der Blutströmungsgeschwindigkeit gelöst werden. Die venöse Blutströmungsgeschwindigkeit wurde mit ^{125}J-Hippuran (RIECKERT et al., 1969) bestimmt. Das Isotop wurde in eine Vene des Arcus superficialis dorsalis pedis gespritzt und die Aktivitätsänderungen wurden mit Hilfe von zwei Geigerzählrohren über der Wade und inguinal über der V. femoralis bestimmt. Aus der zeitlichen Verzögerung der Aktivitätskurven läßt sich bei gegebener Wegstrecke die Strömungsgeschwindigkeit $(v = \frac{s}{t})$ errechnen. Diese ist proportional dem Durchflußvolumen Q und umgekehrt proportional der Gefäßquerschnittsfläche F $(v = Q/F)$. Je größer der arterielle Zufluß und je enger das venöse Gefäßbett, desto rascher sind die Strömung und die Umwälzrate im kaudalen Venenpool. Nach dem Aufstehen verschieben sich beide Faktoren im Sinne einer negativen Zirkulation. Während der arterielle Zufluß nur initial ansteigt und nach 20 s abfällt, nimmt die venöse Gefäßweite um ca. 50% zu. Die Spitzenströmungsgeschwindigkeiten im Liegen und Stehen sind in Tabelle 3 eingetragen.

Tabelle 3. Venöse Blutströmungsgeschwindigkeiten [cm/s] bei 15 kreislaufgesunden Versuchspersonen zwischen 20 und 24 Jahren (Raumtemperatur 20 °C)

	Im Liegen	Im Stehen	Am Kipptisch hängend
Zwischen Fuß und Wade	5,3±0,86	1,1±0,19	0,37±0,15
Zwischen Wade und Inguinalregion	7,7±0,42	2,1±0,24	1,6 ±0,19

PENTECOST et al. (1963) registrierten das Herzzeitvolumen und den Fluß in der V. cava im Liegen und Stehen. Entsprechend der Änderung der Druckverhältnisse zeigte sich innerhalb der ersten $1\frac{1}{2}$ min., d. h. mit steigendem Venenpooling in der unteren Extremität, eine Abnahme des Flusses in der V. cava um ca. 40–50%. Im „steady state" des Stehens stieg der Fluß in der V. cava wieder an und erreicht nach 10 min ein Plateau zwischen 80 und 90% des Stromzeitvolumens im Liegen. Das Herzminutenvolumen fiel verzögert ab. Interessant ist, daß das Herzminutenvolumen erst 2 min später abfällt als der Fluß in der V. cava. Das Herz vermag also das kaudale Venenpooling initial zu kompensieren und sich auf die neue Situation rasch einzustellen.

Wie kann der venöse Fluß entgegen dem hydrostatischen Druck aufrechterhalten werden? Die *arteriell vermittelte Energie* vermag die Strömung mit einer Geschwindigkeit von 0,4–1,6 cm/s in Gang zu halten. Die vom linken Herzen gespeiste Batterie reicht aber auf die Dauer allein nicht aus, um das rechte Herz genügend mit Blut zu versorgen. Dies zeigte sich beim Kreuzigungstod, wobei das „Brechen" der Beine sehr rasch zum Kollaps führte (Abb. 22). Der Verurteilte konnte sich nicht mehr auf seinen Fußnagel aufstützen und die Muskelpumpe betätigen. Neben dem Kreislaufversagen spielte beim Kreuzigungstod auch die Ateminsuffizienz eine große Rolle.
Die *Muskelpumpe* arbeitet nach einem Druck-Saug-Prinzip (KRUG u. SCHLICHER, 1963; SCHNEIDER, 1967; SCHNEIDER u. FISCHER, 1969), wobei die Klappen als Gleichrichter die Strömungsrichtung bestimmen (BEVEGARD u. LONDIN, 1962). Sie kann einen Druck von über 100 mm Hg mühelos überwinden (BARCROFT u. DORNHORST, 1949; RIECKERT u. EPPINGER, 1970) und leistet am Unterschenkel in der Bewegung ca. 60 J/min, eine Leistung, die derjenigen des Herzens in Ruhe (70 J/min) entspricht (STEGALL, 1966). Beim ruhigen Stehen finden wir im Bereich der Wade unwillkürliche Muskelaktionen, die myographisch zu erfassen sind. Die Strömungsgeschwindigkeit erhöht sich dadurch von passiver zu aktiver Orthostase um ca. 50%. Eine zusätzliche Rolle spielt natürlich auch der erhöhte Muskeltonus im Stehen, der eine übermäßige Ausweitung der Venen verhindert. Bei einem geringen Muskeltonus, z. B. in der Rehabilitationsphase nach einem Krankenlager oder medikamentös durch Psychopharmaka bedingt, wird das Venenpooling und somit die Störgröße für

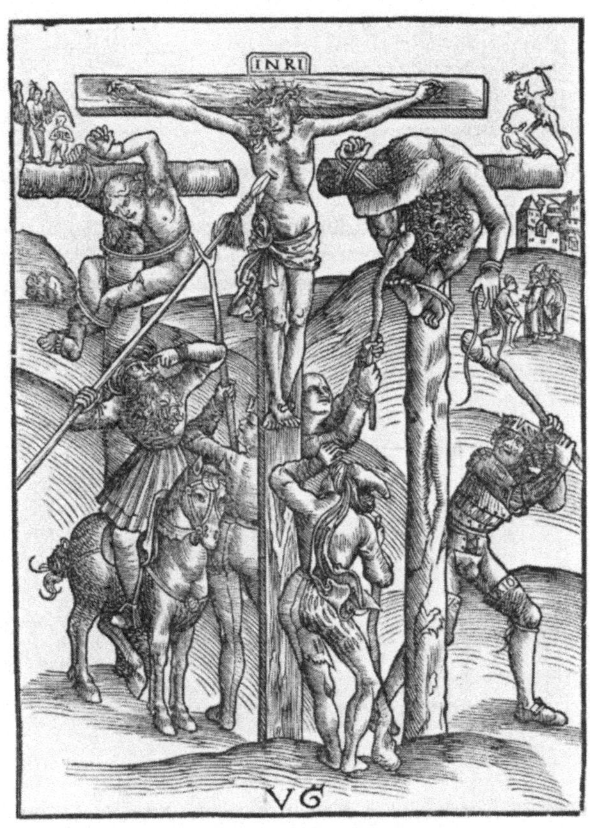

Abb. 22. Kreuzigungsszene von Urs Graf (1506) (Kupferstichkabinett Basel). Nach dem Brechen der Beine und Ausfall der kaudalen Muskulatur kam es sehr rasch zum Kollaps

den Blutdruck größer. Dosiertes Muskeltraining vermindert diese Schwäche.

Durch Muskelaktionen, wie z. B. Wippen auf dem Fuß, steigt die Strömungsgeschwindigkeit von 2 auf 8 cm/s an. Der Venendruck und das intravasale Blutvolumen fallen ab.

Die nach kranial geförderte Blutmenge hängt von der Art der Muskelbewegung ab (Abb. 23). Beim Gehen werden nach Ludbrook ca. 200 ml Blut herzwärts gefördert. Dies bedeutet eine Verminderung der kaudalen Blutfülle um den beim Aufstehen addierten Betrag. Der Venendruck fällt auf minimal 27 ± 3 mm Hg ab (Abb. 24).

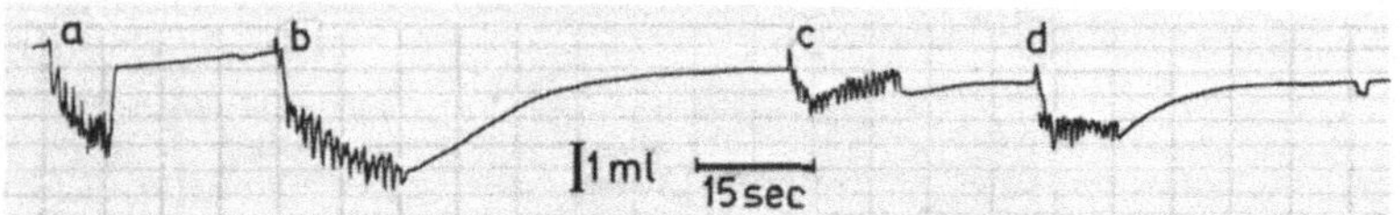

Abb. 23 a–d. Volumenförderung durch die Muskelpumpe am Unterschenkel. Die nach kranial geförderte Blutmenge zeigt sich in der Abnahme des plethysmographisch registrierten Wadenvolumens bei **a** selektiver Kniebewegung, **b** Gehen, **c** isometrischer Kontraktion und **d** Wippen auf dem Fuß. Die Muskelpumpe ist am effektivsten beim langsamen Gehen. Der Eichmaßstab von 1 ml bezieht sich auf 100 cm³ Weichteilgewebe

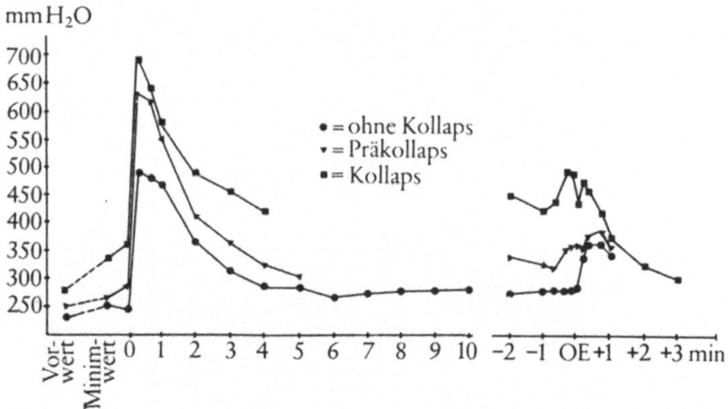

Abb. 24. Verlauf des Venentonus bei passiver Orthostase am Kipptisch (WITZLEB, 1974). Die Tonussteigerung ist in Kollapszuständen durch den erhöhten Sympathikotonus verstärkt

Der *mechanische Einfluß von Atmung und Herzaktion* (Tiefertreten der Ventilebenen) wurde von GUYTON (1955), BRECHER (1956), GAUER und HENRY (1956), KRUG und SCHLICHER (1963), BAUEREISEN (1975) und SCHORER (1965) untersucht. In der Inspirationsphase wird der thorakale Unterdruck größer und der zentrale Venendruck gesenkt. Das Blut wird dadurch zentralwärts gesaugt. Dieser Mechanismus kann durch das Tiefertreten des Zwerchfells und der damit verbundenen Druckerhöhung unterstützt werden (BARBEY u. BRECHT, 1960).

Ein vorbeugender Faktor, der die orthostatische Störgröße vermindern kann, ist der venöse Gefäßtonus. Er bestimmt die Höhe des nach kaudal versackenden Blutvolumens. Dieses Blutvolumen wird umso kleiner gehalten, je stärker die Venen tonisiert sind. Abbildung 24 zeigt, daß mit dem Aufstehen der Venentonus sofort zunimmt. Eine solche Tonisierung erfolgt im sympathischen Nervensystem über eine Aktivierung der sog. α-Rezeptoren (ECKSTEIN u. HAMILTON, 1959; FOLKOW, 1960; ABBOUD et al., 1965; SHEPHERD, 1966). Nach LUDBROOK (1966) kann durch aktive Tonuserhöhung aus den Beinen 100 ml Blut nach kranial ausgedrückt werden und sich das Grundvolumen um diesen Betrag verkleinern.

Bei der orthostatischen Anpassung innerhalb des Venentonus spielt natürlich auch der Temperatureinfluß eine große Rolle (WOOD u. ECKSTEIN, 1958). In kalten Regionen wird ein orthostatischer Kollaps nur selten beobachtet. Bei großer Hitze nehmen arterieller und venöser Gefäßtonus ab, die kaudale Blutfülle ist vermehrt. Die Gefahr eines orthostatischen Kollapses wird dadurch größer. Man erlebt dies häufig bei Zuschauerinnen in einem heißen Fußballstadion, die dem Geschehen mit weniger Begeisterung folgen und plötzlich zusammenbrechen. Durch Aufmerksamkeit und Teilnahme an einem fesselnden Geschehen wird der Sympathikus aktiviert und die Gefahr einer Tonusminderung im venösen und arteriellen System geringer.

Die hydrostatisch bedingte Dehnung der Venen kann beim Stehen im Wasser von außen kompensiert werden. Ein orthostatischer Kollaps im kalten Wasser ist bisher nicht beobachtet worden. Interessant ist allerdings, daß die venöse Blutströmungsgeschwindigkeit beim Stehen im Wasser von 24 °C von 2 auf nur 2,4 cm/s ansteigt. Diese geringe Zunahme der Flußgeschwindigkeit dürfte aber auf eine Erhöhung des arteriellen Gefäßwiderstandes zurückzuführen sein.

1.4.1 Reaktion des Herzens auf den Lagewechsel

Da der hydrostatische Indifferenzpunkt unterhalb des Herzens liegt, ist im Liegen die Füllung (enddiastolisches Volumen) bei gegebener Frequenz größer als in senkrechter Haltung. Daraus resultiert im Stehen ein kleineres Schlagvolumen. Die Relation Schlagvolumen zu

Herzvolumen wird dabei nicht wesentlich beeinflußt (JACOB et al., 1971). Im Moment des Aufstehens ereignet sich folgendes:

1. Abnahme des venösen Angebotes zum rechten Herzen und Verkleinerung der diastolischen Füllung, so daß nach STARLING (1918) das Schlagvolumen abnehmen muß.

2. Durch den kurzfristig erhöhten Abstrom des Blutes in die untere Extremität verkleinern sich der periphere Gefäßwiderstand und der diastolische Aortendruck. Dadurch kann das Herz über eine Verminderung des Restvolumens kurzfristig das Schlagvolumen erhöhen. Dies zeigt sich röntgenologisch in einer Verkleinerung des Herzschattens beim Aufstehen (REINDELL et al., 1955). Im EKG kommt es dadurch zu einer Drehung des Herzens um seine Längsachse. Während sich R III, Q III und S I vergrößern, verkleinern sich R I, Q I und S III. Der QRS-Sektor dreht sich um 20° nach rechts, ohne seine Größe zu ändern. Das Maximum der Drehung ist nach 6–8 s erreicht (KUTSCHA u. BARBEY, 1960). Da der periphere Gefäßwiderstand rascher abnimmt, als der venöse Zufluß über eine Entleerung der Lungendepots ansteigt, ist die Abnahme des endsystolischen Volumens rechts geringer als links.

Der Körper benötigt ein bestimmtes Herzminutenvolumen (V_{min}). Es resultiert aus der Frequenz (F) und dem Schlagvolumen (V_s):

$$V_{min} = V_s\,F.$$

Bei kleinerem Schlagvolumen kann der Organismus durch eine Frequenzsteigerung das Stromzeitvolumen stabilisieren. Die Änderung des Schlagvolumens beim Aufstehen ist in Relation zum peripheren Widerstand zu gering. Es kommt deshalb initial zu einem Frequenzanstieg von 10–30 Schlägen/min (HUEP u. GERSMEYER, 1969). Bei 5–8jährigen Kindern, deren Schlagvolumen kleiner ist, steigt die Herzfrequenz im Mittel von 90 auf 120 Schlägen/min an (SCHOLZ et al., 1970). Neben der Frequenzsteigerung versucht der Organismus, das Herzzeitvolumen auch über eine Zunahme des Schlagvolumens konstant zu halten. Dies erreicht er über die Entspeicherung von Blut aus dem Lungendepot. Nach SCHNEIDER (1972) erhöht die Frequenzzunahme den systolischen Sog im linken Vorhof und senkt dort den Druck. Dadurch wird das Blut aus den Lungengefäßen mobilisiert. Nach GAUER (1960) beträgt das zentrale Blutvolumen (enddiastolisches Volumen und Lungen-Blutvolumen) ca. 700–1200 ml. Der linke Ventrikel kann nach dem Aufstehen bis zum Einstellen eines neuen „steady state" davon profitieren und ca. 10–15 Schlagvolumina aus dieser Reserve abschöpfen. BARBEY u. BARBEY (1960) zeigten, daß das Schlagvolumen direkt nach dem Aufrichten bis zu 80 ml über den Ausgangswert zunehmen kann. Das Maximum wird nach drei bis vier Schlägen erreicht. Es fällt dann mit steigendem peripherem Widerstand durch Zunahme des Sympathikotonus wieder ab.

Direkt nach dem Aufstehen fällt der arterielle Druck trotz einer Herzfrequenzsteigerung um durchschnittlich 30 Schläge/min innerhalb von 6 s um ca. 40 mm Hg systolisch und 20 mm Hg diastolisch gegenüber dem Ausgangswert ab (de MARÉES, 1977).

Errechnet man nach de MARÉES (1977) ein Herzminutenvolumen von 7 l, so müßte in den ersten 7 s das Herzzeitvolumen infolge des erhöhten arteriellen Abstroms von ca. 40% um 40% zunehmen, um den Druck halten zu können. Der arterielle Blutdruck fällt jedoch deutlich ab. Dies bedeutet, daß das Schlagvolumen nach initialer Zunahme rasch unter den Ausgangswert gefallen ist. Nach 10 s Stehdauer steigt nach de MARÉES der arterielle Blutdruck wieder an. Dies wird vorwiegend über eine Zunahme des peripheren Strömungswiderstandes erreicht. Nach ca. 40 s ist der Zeitraum der orthostatischen Sofortregulation beendet. Der arterielle Blutdruck hat sein Ausgangsniveau erreicht. Die Herzfrequenz liegt mit 10–20 Schlägen über dem Ausgangsniveau. Das Rumpfblutvolumen einschließlich des Herzvolumens ist auf Kosten des in beide Beine versackenden Blutvolumens um ca. 500 ml vermindert (de MARÉES, 1977).

Der Sympathikotonus, der nach dem Aufstehen mit meßbarer Katecholaminausscheidung (HINTZE, 1966) auftritt, führt zu einer Änderung der gesamten Herzdynamik. Wie eingangs dieses Kapitels gezeigt, nehmen dadurch die Herzkraft und die Druckanstiegsgeschwindigkeit zu. Nach KUTSCHA et al. (1960) verkürzt sich die mechanische Systolenzeit über das frequenzbedingte Maß. Die Anspannungs- und Austreibungszeiten werden kürzer. Diese Leistungssteigerung führt zu einer Stabilisierung des Kreislaufs unter orthostatischer Belastung (KUTSCHA et al., 1960).

Bei längerem Stehen stellt sich ein „steady state" ein. Das kaudale Venensystem ist aufgefüllt, der Rückfluß ist, wenn auch vermindert,

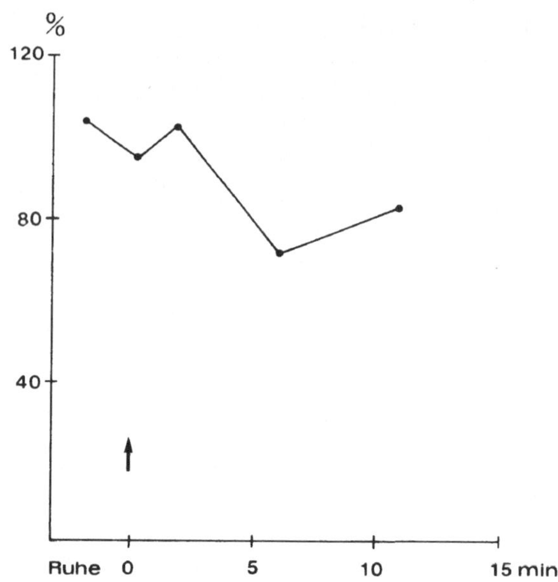

Abb. 25. Änderung des Herzminutenvolumens in Prozent der Liegewerte beim Kippen in 50° Fußtieflage (↑). Der Volumenabfall ist in der 6. Minute am größten (PENTECOST et al., 1963)

erhalten, der periphere Gefäßwiderstand ist regulativ erhöht. Das Schlagvolumen ist gegenüber dem Liegen reduziert. Nach RUSHMER (1971) vermag es im Stehen bis zu 30% abzunehmen. Abbildung 25 zeigt in einer Untersuchung von PENTECOST et al. (1963) den Verlauf des Herzminutenvolumens im Liegen und bei 50° Aufrichten am Kipptisch. Das Herzminutenvolumen ist in der 5. Minute am tiefsten. In der Bewegung ändert sich die Kreislaufsituation. Über die Muskelpumpe und den Venentonus erhöht sich das Blutangebot zum rechten Herzen, die diastolische Füllung steigt, so daß nach dem Starling-Gesetz Druck und Schlagvolumen zunehmen.

1.4.2 Peripherer Gefäßwiderstand in der Orthostase

Eine wichtige Rolle in den Anpassungsvorgängen des Kreislaufes beim Stehen spielt der periphere Gefäßwiderstand. Er wird gleichzeitig mit der Aktivierung der Venen und des Herzens direkt nach dem

Aufstehen neu eingestellt. Entscheidend sind hierbei die Impulse von den Barorezeptoren, die das Kreislaufzentrum über die neue Situation informieren. Beim Aufstehen nimmt der hydrostatische Druck in den oberen Körperpartien ab, in den unteren zu. Dadurch wird die Wandspannung im Bereich der Barorezeptoren kleiner, die Impulsfrequenz zum Kreislaufzentrum fällt ab. Die Ursachen sind

1. der hydrostatisch bedingte Druckabfall oberhalb des Herzens und
2. der Blutdruckabfall, welcher aus der Verminderung des peripheren Gefäßwiderstandes und dem zu geringen Herzzeitvolumen resultiert.

Durch die Abnahme der Impulsfrequenz wird das Kreislaufzentrum in der Medulla oblongata stimuliert. Die sympathische Aktivität wird mit meßbarer Katecholaminausscheidung erhöht. Dadurch erfolgen

1. eine Stimulation der α-Rezeptoren in Venen und Arterien, wodurch sich die Kapazität im Venensystem verkleinert (PAESSLER et al., 1968) und der periphere Widerstand zunimmt, sowie
2. eine Verbesserung der Herzdynamik mit Leistungssteigerung und Tachykardie. Die inotrope Wirkung erfolgt über eine Aktivierung der β-Rezeptoren.

Das Ziel dieser Regulation ist, den venösen Gefäßtonus mit Entleerung der sog. Blutspeicher zu erhöhen und den Blutdruck über die Herzdynamik und die Vasokonstriktion den Bedingungen der Orthostase anzupassen.

Innerhalb des Regelvorganges in der Orthostase unterscheiden wir zwei Perioden:

1. die Frühregulation innerhalb der ersten Minuten nach dem Aufstehen und nachfolgend
2. die Spätregulation.

Tabelle 4 zeigt in einer Zusammenstellung von de MARÉES (1977) die unterschiedlichen Reaktionen des Regelkreises in der Früh- und Spätorthostase. Die nervösen Mechanismen prägen das Bild der orthostatischen Sofortregulation in den ersten 40 s. Die Spätphase der orthostatischen Regulation wird vor allem durch die volumenregulatorischen Reflexe bestimmt. Abbildung 26 (nach de MARÉES, 1977) demonstriert die Abnahme des Rumpfblutvolumens in Relation zum Herzvolumen und die kaudale Blutverschiebung. Diese Abnahme des intrathorakalen Blutvolumens ist „der Aktivator" für die Volumensteuerung. Dadurch nimmt im Mittel die ADH-Konzentration

Tabelle 4. Zusammenstellung der Reaktion von Blutvolumen, Herzvolumen, Herzfrequenz, Blutdruck und zentralvenösem Druck in Früh- und Spätorthostase. (Nach de MARÉES, 1977)

	Frühorthostase	Spätorthostase
Volumen-verlagerung	Steile Zunahme zu Beginn mit Erreichen eines Plateaus von durchschnittlich 400 ml nach 12 s	Nur noch geringe Zunahme des versackenden Volumens
Herzvolumen	Abnahme um durchschnittlich 100 ml innerhalb der ersten 6 s, danach plateauförmiger Verlauf	Keine Änderung; das verkleinerte Herzvolumen wird beibehalten
Herzfrequenz	Anstieg der Herzfrequenz von 78/min um durchschnittlich 36 Schläge/min auf 114 Schläge/min innerhalb von 10 s, langsamer Abfall der Herzfrequenz auf Werte, die 60 s nach Stehbeginn durchschnittlich 11 Schläge/min über dem Ausgangswert liegen	Die Herzfrequenz bleibt konstant um ca. 10 Schläge/min über dem Ausgangsniveau
Arterieller Blutdruck	Abfall um 40 mm Hg systolisch und 20 mm Hg diastolisch im Mittel in 8 s, danach langsamer Wiederanstieg auf subnormale Werte	Geringe Abnahme des systolischen Blutdruckes bei Konstanz des diastolischen Druckes, Verkleinerung der Blutdruckamplitude
Zentralvenöser Druck	Abfall um 4 cm H_2O innerhalb von 12 s, Wiederanstieg um 2 cm H_2O bis zur 40. Sekunde nach Stehbeginn	Konstant niedrige Werte des zentralvenösen Druckes

von $0{,}4 \pm 0{,}6$ auf $3{,}1 \pm 1{,}5\ \mu E/ml$ zu (MOORE, 1971). Gleichzeitig erhöht sich die Reninkonzentration. In einer Untersuchung von BLIDDAL und NIELSEN (1970) stieg die Plasmareninaktivität von 10 auf über 40 ng/10 ml/4 Std an. Ein Plateau wird nach ca. 20 min erreicht.

Sowohl ADH- als auch Reninausschüttung führen zu einer Volumenerhöhung. Die Diurese nimmt ab, die Natriumrückresorption zu.

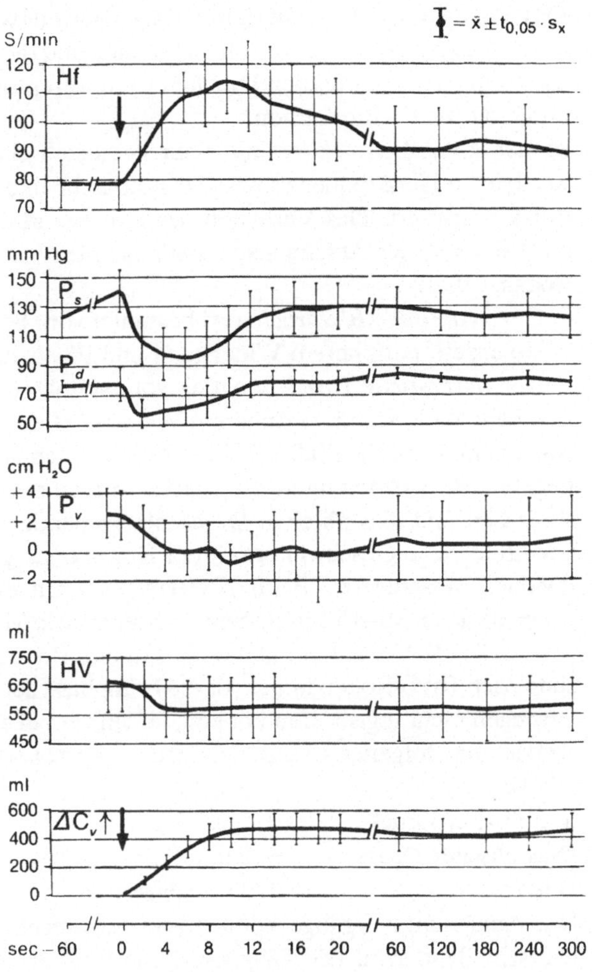

Abb. 26. Zeitlicher Verlauf von Herzfrequenz (Hf), systolischem und diastolischem Blutdruck (P_s bzw. P_d), Venendruck (P_V), Herzvolumen (HV) und in beide Beine versackendem Blutvolumen (ΔC_V) bei einer orthostatischen Belastung. In dieser Untersuchung nach de Marées (1977) zeigt sich der unterschiedliche Verlauf der Kreislaufgrößen in der Früh- und Spätorthostase

Das Durstgefühl ist erhöht. Dieser Mechanismus wird noch verstärkt durch die erhöhte Filtrationsrate im Stehen und die dadurch bedingte Erhöhung des osmotischen Druckes. Osmorezeptoren aktivieren dadurch die ADH-Produktion.

In der klinischen Diagnostik einer orthostatischen Dysregulation werden die Herzfrequenz sowie der systolische und diastolische Blutdruck registriert. Das Verhalten des Druckes in der Orthostase erklärt sich aus der Abhängigkeit von folgenden Faktoren (WEZLER u. BÖGER, 1938):

– Der *systolische Blutdruck* wird bestimmt von: Schlagvolumen, Systolenzeit, peripherem Widerstand und Elastizitätsmodul.
– Der *diastolische Druck* hängt ab von: systolischem Druck, elastischem Widerstand, peripherem Widerstand und Diastolenzeit.

Nach dem Aufstehen fallen beide Komponenten ab. Erst durch eine negative Rückkopplung im Regelkreis werden praktisch alle den systolischen und diastolischen Druck bestimmenden Faktoren positiv beeinflußt. Die Geschwindigkeit der Regelvorgänge ist natürlich individuell verschieden. Beim Kreislaufgesunden erreicht der Blutdruck nach ca. 10–15 s nach dem Aufstehen sein Minimum und stellt sich nach 30–40 s auf ein neues Niveau ein. Bei der Blutdruckmessung nach RIVA-ROCCI, in der wir die Frühphase der Blutdruckveränderungen nicht registrieren können, finden wir bei einer regelrechten Anpassung folgende Verschiebungen (SCHELLONG u. LÜDERITZ, 1954):

Systolischer Druck   ± 5 mm Hg
Diastolischer Druck   + 5 mm Hg
Herzfrequenz   + 17 Schläge/min.

Die Anpassungsvorgänge können nun regelrecht, mangelhaft oder überschießend sein. Die Diagnose basiert auf einer guten Untersuchungsmethodik.

1.5 Untersuchungsverfahren

Die orthostatische Regulation kann am sichersten mit der direkten blutigen arteriellen Druckmessung erfaßt werden. Diese Methode ist jedoch für die klinische Praxis nur in Sonderfällen praktikabel und in ihrem Einsatz zu aufwendig. Seit vielen Jahren bieten sich dem klinisch tätigen Arzt verschiedene Untersuchungsverfahren, eine orthostatische Kreislaufregulation zu verfolgen und eine Dysregulation zu erkennen. Sie beruhen praktisch auf dem ursprünglich von SCHELLONG im Jahre 1938 angegebenen Kreislauffunktionstest.

1.5.1 Schellong-Test

Der systolische und diastolische Druck sowie die Herzfrequenz werden für 3 min im Liegen und über 10 min im Stehen registriert. Die Aufzeichnung der einzelnen Parameter erfolgt, außer direkt nach dem Aufstehen, jede Minute. Am Ende des Versuchs legt sich der

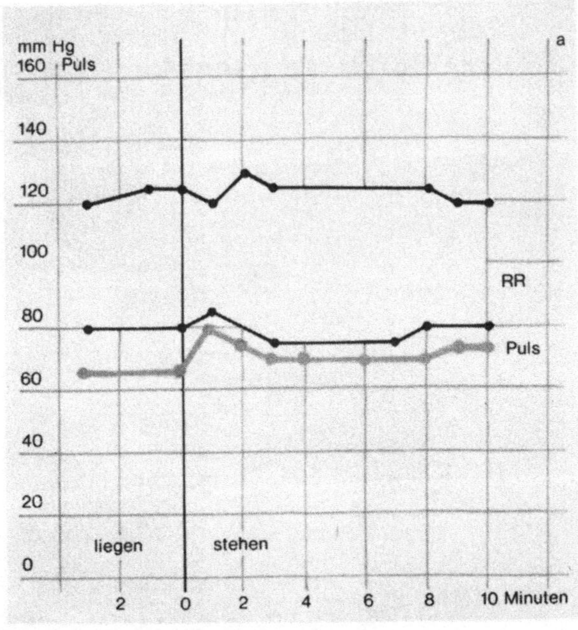

Abb. 27a–c. Schellong-Versuch aus LÜTHY (1967) und ROSMANITZ et al. (1964). **a** Normosystolisches, normodiastolisches Verhalten. **b** Hyperdiastolische Regulationsstörung mit Verkleinerung der Druckamplitude und hoher Herzfrequenz. **c** Hyposystolische und hypodiastolische Fehlregulation mit Absinken beider Druckbereiche und hoher Herzfrequenz

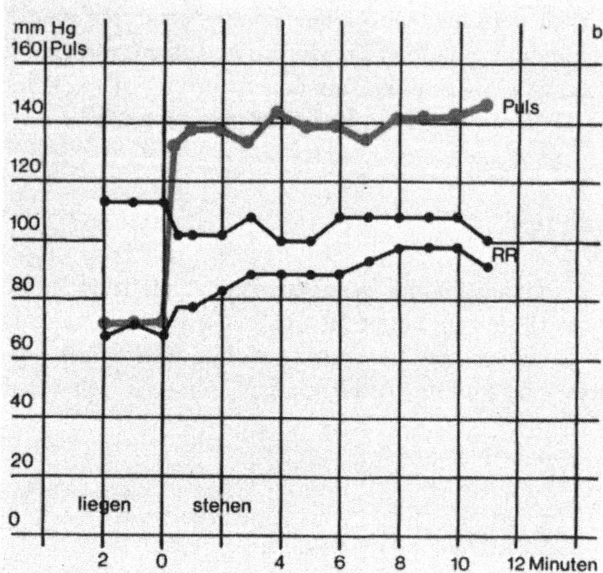

Abb. 27b

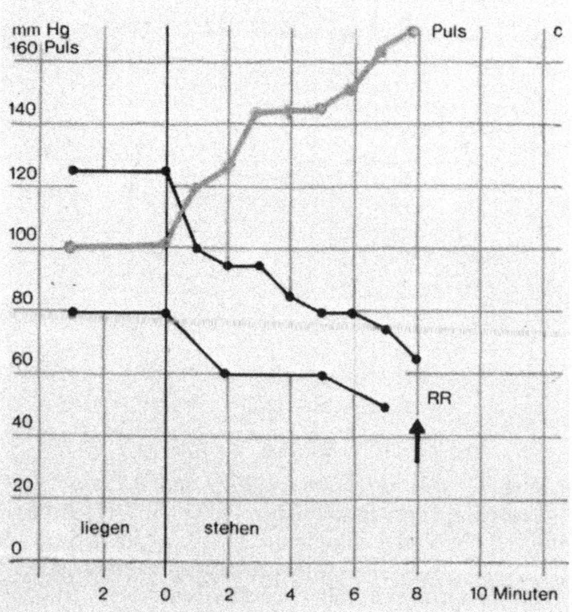

Abb. 27c

Patient wieder hin. Druck und Puls werden nach $^1\!/_2$, 1, 2 und 3 min Liegezeit gemessen. Es ergibt sich dann ein Bild wie in Abb. 27a. Beim Kreislaufgesunden verändert sich der systolische Druck nach dem Aufstehen um ± 5 mm Hg, der diastolische Druck nimmt um ca. 5 mm Hg zu, die Pulsfrequenz steigt im Mittel um 10–12 Schläge an (SCHELLONG u. LÜDERITZ, 1954; ROSMANITZ et al., 1964; LÜTHY, 1967). Dies wird als normosystolisches, normodiastolisches Verhalten bezeichnet. Innerhalb der Fehlregulation können mit dem Schellong-Versuch zwei Arten unterschieden werden:

1. Die *hyperdiastolische* Form. Sie zeigt einen geringen Abfall des systolischen Druckes bei steigendem diastolischem Druck, Verminderung der Druckamplitude unter 15 mm Hg und eine Tachykardie (Abb. 27b).
2. Die *hypodiastolische* Form. Sie ist gekennzeichnet durch einen Abfall des systolischen und diastolischen Druckes. Die Pulsfrequenz steigt hoch an (Abb. 27c).

1.5.2 Orthostasetest nach Thulesius

Der Schellong-Versuch wurde von THULESIUS (1974) modifiziert und enthält eine 10minütige Liegephase und eine 7minütige Stehbelastung. Abbildung 28a zeigt das mittlere Verhalten von Druck und Herzfrequenz innerhalb des Stehtestes. Die Herzfrequenzzunahme liegt bei 22 Schlägen/min. Diagnostisch bedeutsam ist die diastolische Druckzunahme. THULESIUS hat es verstanden, seine Werte in ein anschauliches Diagramm einzuzeichnen (Abb. 28b), dessen schraffierte Fläche die Normalwerte enthält. Man trägt die einzelnen Daten in ein Koordinatensystem ein: Zunahme der Herzfrequenz in der Ordinate nach oben, Abnahme der Herzfrequenz in der Ordinate nach unten, Änderung des systolischen Blutdruckes mit Zunahme in der Abszisse nach rechts und Abnahme in der Abszisse nach links. Er unterscheidet dann innerhalb seines Diagrammes:

– Hypertone Reaktion mit Frequenz und Druckzunahme. Der Kurvenschnittpunkt erfolgt im rechten oberen Quadranten.
– Sympathikotone Hypotonie entsprechend einer hyperdiastolischen Form mit Zunahme der Frequenz und des diastolischen Druckes bei fallendem systolischen Druck (Schnittpunkt im linken oberen Quadranten).

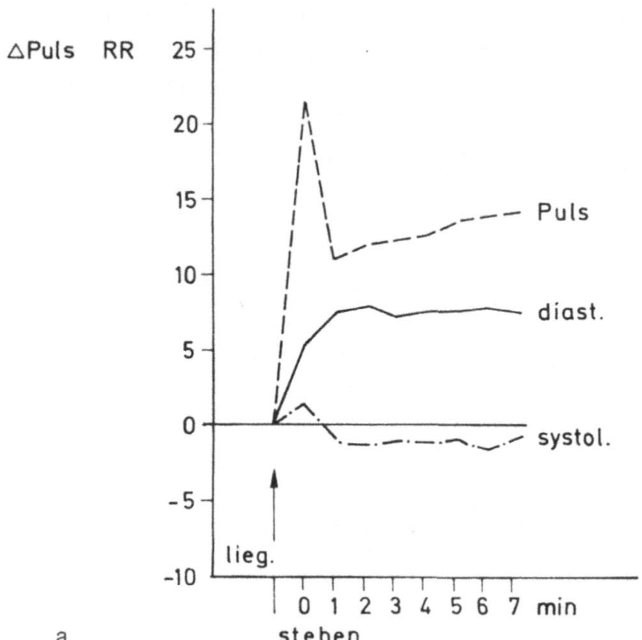

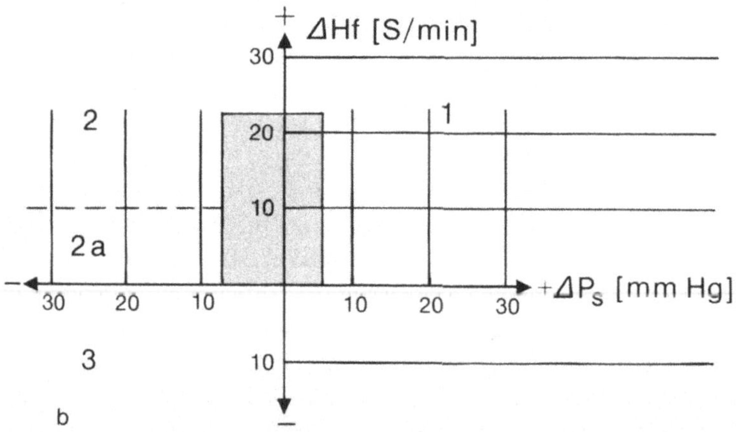

Abb. 28. a Mittlerer und regelrechter Verlauf von Herzfrequenz- und Druckänderungen im Orthostasetest nach Thulesius. Als Spiegelbild des peripheren Gefäßwiderstandes steigt der diastolische Druck an. **b** Diagramm für die Auswertung des Orthostasetests nach Thulesius: In der Ordinate wird die Herzfrequenzänderung in Schlägen/min aufgetragen. In der Abszisse werden

– Asympathikotone Hypotonie entsprechend der hypodiastolischen Form mit geringer Frequenzzunahme und starkem Druckabfall (linker oberer Quadrant).
– Vasovagale Hypotonie mit Frequenz- und Druckabfall. Der Schnittpunkt der Daten erfolgt im linken unteren Quadranten.

1.5.3 Hochlagerungstest nach de Marées und Jarmatz

Der dritte Test, der ebenfalls aus dem Schellong-Versuch hervorgeht, jedoch sowohl Störungen in der Früh- als auch in der Spätregulation erfaßt, ist der Hochlagerungstest nach de Marées und Jarmatz. Zur Beurteilung der Frühregulation dienen die Herzfrequenz und die Änderung der dikroten Welle einer Temporalispulskurve direkt nach dem Aufstehen. Die Spätregulation wird über die Herzfrequenz und systolische, diastolische Druckmessung erfaßt. Nach einer Ruhepause von 9 min werden die Beine in Hüfte und Kniegelenk rechtwinklig nach oben gebeugt. In der Praxis empfiehlt sich, den Patienten umgekehrt auf eine Liege zu legen und das hochklappbare Kopfteil unter die Wade zu fixieren. Nach 60 s Hochlagerung steht der Patient blitzartig auf. Durch diese provozierte orthostatische Belastung schießt das Blut wie ein Wasserfall in die untere Extremität und provoziert eine stärkere Gegenregulation. Die Stehphase dauert 7 min. In Ruhe und beim Stehen werden die Herzfrequenz über das EKG, systolischer und diastolischer Blutdruck sowie die Pulskurve an der A. temporalis registriert. In den Auswertungsbogen (Abb. 29) werden der Abfall der Dikrotiehöhe und die Herzfrequenz nach 20, 40 und 60 s sowie der arterielle Druck in Minutenabständen eingetragen. Eine orthostatische Sofortregulationsstörung ist wahrscheinlich, wenn die Herzfrequenz in den ersten 10 s nach Stehbeginn um mehr als 30 Schläge/min ansteigt oder 120 Schläge/min überschreitet

---

Abb. 28 (Fortsetzung)
die Zunahme des systolischen Blutdruckes nach rechts und die Abnahme nach links eingezeichnet. Der gerasterte Bereich stellt die mittlere Normalverteilung dar. Schnittpunkte der Kreislaufgrößen im Quadranten bei: *1* hypertone Reaktion, *2* sympathikotone Hypotonie, hyperdiastolische Form, *2a* asympathikotone Hypotonie, hypodiastolische Form, *3* vasovagale Regulationsstörung. (Nach THULESIUS [1974] aus de MARÉES, 1977)

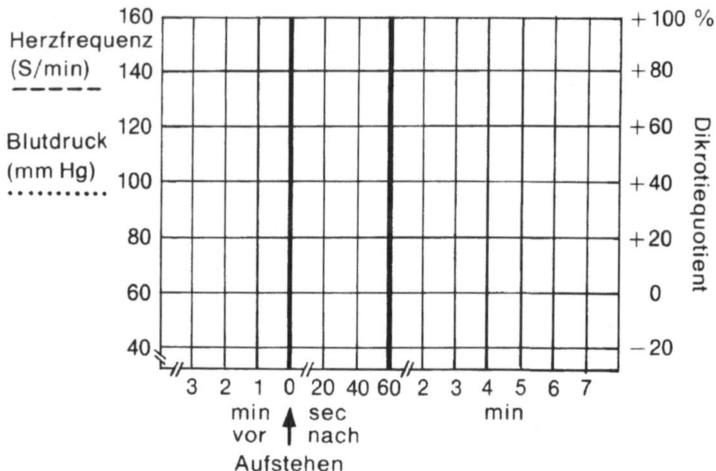

Abb. 29. Auswerteschema des Orthostasetests nach de Marées und Jarmatz (de MARÉES, 1977). Hierbei werden die Herzfrequenz und der Blutdruck in der Früh- und Spätphase der Orthostase eingetragen. Der Dikrotiequotient ist die prozentuale Höhe der Pulskurve an der A. temporalis in Relation zur Gesamtamplitude

und der sog. Dikrotiequotient[1] unter 40% abgefallen ist. Beim Vorliegen einer normalen orthostatischen Spätregulation liegt der Dikrotiequotient über 40%, die Herzfrequenzsteigerung liegt zwischen 10 und 15 Schlägen/min. Der systolische Druck ändert sich wie beim Schellong-Versuch um ± 5 mm Hg und der diastolische Druck um + 5 bis + 10 mm Hg.

1.5.4 Hocktest nach Brecht und Barbey

Der Patient geht für 3 min in eine tiefe Hockstellung. Hierbei wird der Puls über den A. temporalis wie beim Hochlagerungstest registriert. Rückschlüsse auf die Kreislaufregulation geben die Pulsfrequenz und die Höhe der dikroten Welle in Relation zur Gesamtam-

---

1 Verhältnis von Pulsamplitude zu Höhe der dikroten Welle

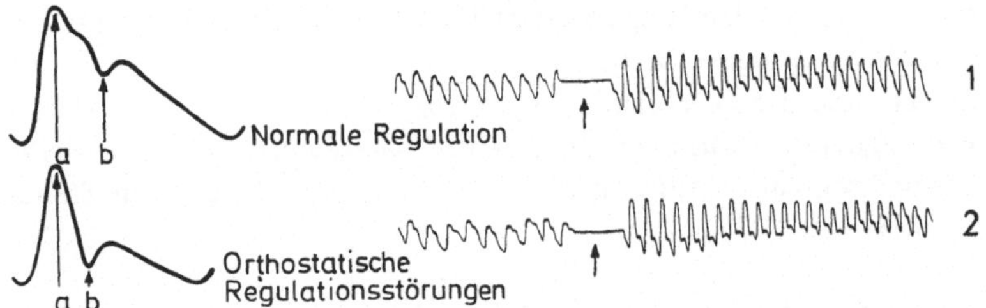

Abb. 30. Verlauf einer Pulskurve am Daumen im Hocktest nach Barbey und Brecht. Bei mangelhafter orthostatischer Regulation fällt die dikrote Welle (b) in Relation zur Gesamtamplitude (a) ab. Die untere Kurve (2): schlechte Sofortregulation. (1) Besserung der Regulationsfähigkeit in der Anstiegsphase zu 1,1% Alkohol. (Nach RIECKERT et al., 1968)

plitude der Temporalispulskurve. Eigene Versuche zeigen, daß der Puls auch einfacher am Daumen registriert werden kann, so daß die nicht unproblematische Temporalispulsregistrierung wegfällt. Abbildung 30 demonstriert die Veränderungen der Pulskurve während einer orthostatischen Belastung mit einer mäßigen Regulationsstörung (2) und nach Verabreichung von Alkohol in der Anstiegsphase zu 1,1‰ (1) (RIECKERT et al., 1968). Der Hocktest ist eine hämodynamische Provokation (THULESIUS, 1974). Seine Belastung geht über das Ausmaß der im Alltag erreichten orthostatischen Volumenverschiebungen hinaus. Dieser Test ist jedoch für den Arzt ein gutes Hilfsmittel, leichte orthostatische Frühregulationsstörungen zu erfassen, die ohne eine solche provozierte Belastung nicht zu objektivieren wären.

1.5.5 Steh-EKG

Der Informationsgehalt des Steh-EKG's ist gering. Die Veränderungen sind uncharakteristisch, entsprechen teilweise dem sog. Sympathikotonen-EKG (LEMMERZ et al., 1964) und haben keine Beziehung zum Schweregrad der Regulationsstörung (LÜTHY, 1967). Die Hauptveränderungen finden wir in den Ableitungen II und III. Bei Rechtsrotation kommt es häufig zu einer Amplitudenzunahme von R und P in den Ableitungen II und III sowie zu einer T-Abflachung oder präterminalen Negativierung (HEINECKER, 1962). Häufig finden sich ST-Senkungen (SCHMIDT-VOIGT, 1961; HALHUBER, u. GÜNTHER, 1961). Die EKG-Veränderungen zeigen sich bei orthostatischen Frühregulationsstörungen unmittelbar nach dem Lagewechsel oder bei Spätregulationsstörungen erst nach 5–7 min dauerndem Stehen (de MARÉES, 1977).

1.5.6 Valsalva-Preßversuch

Der Proband wird aufgefordert, über 15–20 s bei tiefer Inspirationsstellung mit einem Druck von ca. 50 mm Hg zu pressen. Hierzu kann ein einfaches Blutdruckmanometer mit einem Pappmundstück verwandt werden. Der erhöhte intrathorakale Druck führt zu einer akuten Verminderung der rechtsventrikulären Füllung und des Schlagvolumens. Trotz Steigerung der Herzfrequenz und Erhöhung des peripheren Gefäßwiderstandes vermindert sich die Blutdruckamplitude. Die Diagnose einer Fehlregulation stellt sich nach HUSMANN

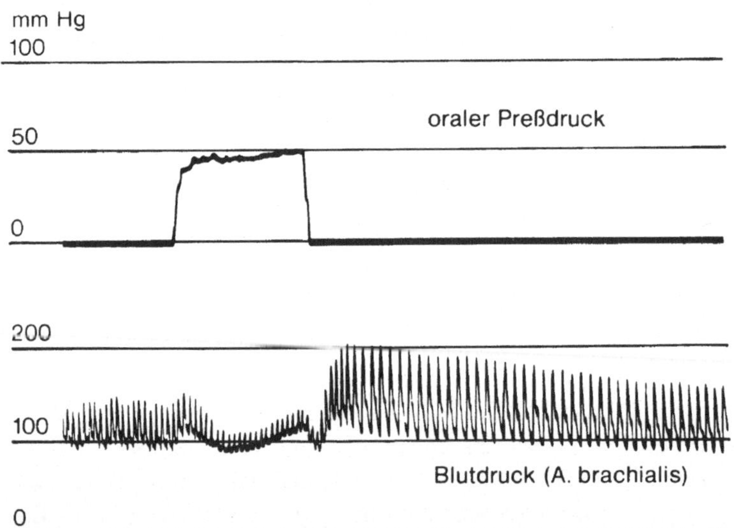

Abb. 31. Valsalva-Preßversuch (LÜTHY, 1967). Nach der Druckentlastung Druckzunahme mit Bradykardie. Diese Pulsverlangsamung zeigt die Funktionsfähigkeit des Blutdruckregelkreises

(1966) bei einer Abnahme der Blutdruckamplitude über 15–20 mm
Hg. Abbildung 31 zeigt eine Druckregistrierung im Valsalva-Versuch nach LÜTHY (1967).

Der Preßdruckversuch nach VALSALVA kann als Routinetest zur Diagnose orthostatischer Regulationsstörungen nicht unbedingt empfohlen werden (de MARÉES, 1977), da die physiologischen Vorgänge
während des Preßdruckes mit der Orthostase (intrathorakale Drucksteigerung, Zunahme des zerebralen Venendruckes) nichts zu tun
haben. Außerdem ist die Preßdruckprobe bei Patienten mit organischen Gefäßerkrankungen nicht ungefährlich. Der Valsalva-Preßversuch ist aber eine ausgezeichnete Methode, spezifische Defekte im
Regelkreis des Blutdruckes einfach festzustellen. So muß z. B. bei
intakten Barorezeptoren die Herzfrequenz beim Preßvorgang zunehmen und nach dem Atemholen abfallen, da der nun erhöhte Auswurf
des Herzens zu einer Drucksteigerung im großen Kreislauf führt. Die
Barorezeptoren beantworten dies mit einer Zunahme der Impulsfrequenz, die das Kreislaufzentrum hemmt. Es folgt eine Bradykardie.
Neben dem Valsalva-Versuch wird auch die Karotissinuskompression oder der Bulbusdruck angewandt.

1.5.7 Noradrenalin- und Tyramin-Infusionstest

Eine weitere Spezifizierung zur diagnostischen Aufklärung eines Defektes im Regelkreis des arteriellen Blutdruckes gibt der Noradrenalin- und Tyramin-Infusionstest an. Bei einer idiopathischen Positionshypotonie kommt es unter Noradrenalin-Infusion zu einer verstärkten Reaktion. Tyramin entspeichert an den adrenergen Rezeptoren Noradrenalin, so daß die Unterbrechung im efferenten Reflexbogen gezielter erfaßt werden kann.

2 Pathophysiologie der Kreislaufdysregulationen

Der Formenkreis des sog. Orthostasesyndroms reicht nach DELIUS (1964) von der paroxysmalen Schrecksynkope über die zeitlich länger verlaufenden Erscheinungen der psychasthenischen Ohnmacht oder vom orthostatischen Kollaps bis zur habituellen Standschwäche. Die Beziehungen zum Ausgangsblutdruck sind hierbei fließend, d. h. orthostatische Dysregulationen können sowohl bei Normotonie, Hypotonie als auch Hypertonie vorkommen. In der Häufigkeit liegt jedoch die Hypotonie an erster Stelle.

Die Fehlregulation wird geprägt durch den Abfall des Perfusionsdruckes. Die Funktionsfähigkeit des gesamten Regelkreises garantiert ein „regelrechtes" Druckverhalten. Das Zusammenspiel von Meßfühlern, Regelzentrum und den Stellgliedern Herz, Arteriolen, Venen und Niere prägen das Bild einer optimalen Anpassung. Abbildung 32 nach MECHELKE und CHRISTIAN (1960) zeigt das Verhalten des arteriellen Mitteldruckes beim Liegen und Aufstehen. Die normale Regulation ist ein kurzfristiger Druckabfall mit nachfolgendem Druckanstieg und Einstellung auf ein neues Plateau. Der Regler kann den Druck zu hoch (Abb. 32b) oder zu tief (Abb. 32c) einstellen. MECHELKE spricht hierbei von einer statischen Labilität. Abbildungen 32d und e zeigen periodische Schwankungen, bei denen der Regler entgleist und letzten Endes zur Blutdruckkatastrophe führt, und zwar durch überschießende Auslenkung eines der beiden vegetativen Systeme, Sympathikus und Parasympathikus. Es kann dabei auch zu einer sympathikovasalen Krise mit Druck- und Frequenzanstieg oder zur vasovagalen Synkope mit Bradykardie kommen. Mechelke (1960) nennen dies dynamische Labilität. Diese Blutdruckschwankungen sind praktisch nur bei blutigen Registrierungen zu erfassen. Praxisrelevante Normwerte finden wir in der oben gezeig-

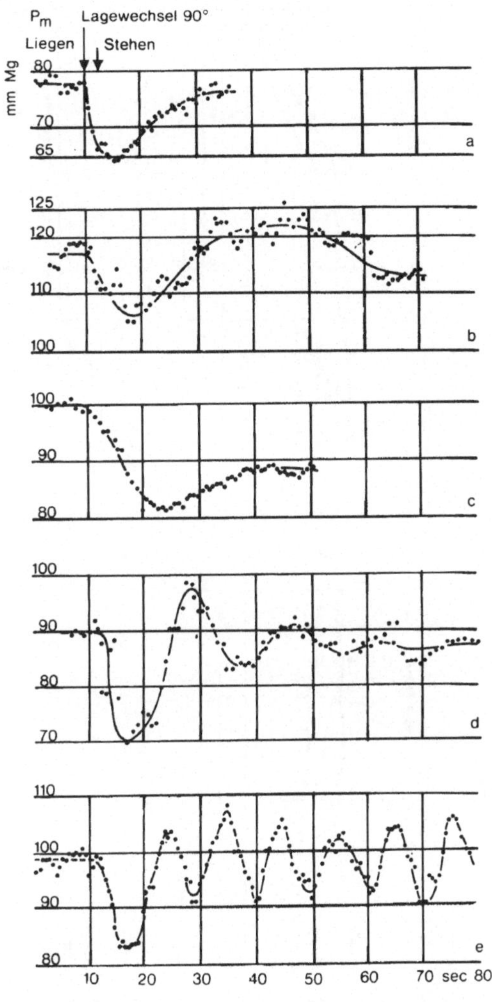

Abb. 32a–e. Direkte Blutdruckregistrierung beim Lagewechsel (MECHELKE u. CHRISTIAN 1960). **a** Regelrechtes Verhalten, **b** überschießende Reaktion, **c** mangelhafte Anpassung, **d** periodisch gedämpfte und **e** periodische Schwingung

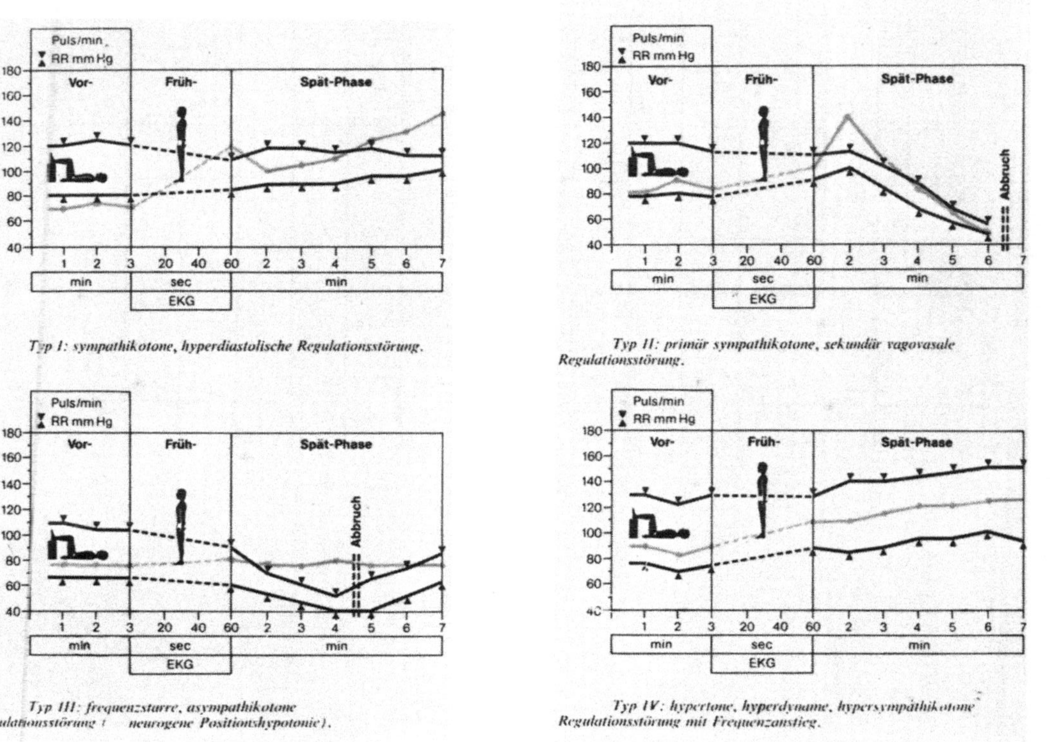

Abb. 33. Darstellung der Dysregulationen in der Früh- und Spätphase der Orthostase in einem modifizierten Hochlagerungstest mit Registrierung von Druck- und Herzfrequenz. (Nach RAU, 1978)

ten Studie von THULESIUS (1974) (Abb. 28a). Hierbei werden die Verläufe von Herzfrequenz und Blutdruck im Stehversuch aufgezeichnet. RAU (1978) demonstriert am Beispiel des Hochlagerungstests verschiedene, mit einfacher Methodik erfaßbare Störungen (Abb. 33).

Die einzelnen Formen der Fehlregulationen werden von der Pathogenese und der Funktionsfähigkeit des Regelkreises bestimmt. Vielen Störungen gemeinsam ist ein verminderter Perfusionsdruck. Er führt letzten Endes zu Versorgungsschwierigkeiten im Bereich der Endstrombahn. DELIUS (1964; ebenso SCHEPPOKAT, 1978) registrierten bei zahlreichen kardiovaskulären Beschwerden psychovegetative Syndrome und wählten den Begriff der hyperkinetischen, kardiovaskulären Dysregulation. Hierbei fanden sich erhöhtes Herzminutenvolumen, gesteigerte Ruhedurchblutung der Muskulatur, hohe Herzfrequenzen bei Belastung und in der Orthostase sowie schwankende Blutdruckwerte im Sinne einer dynamischen Labilität. Die Ruhedruckwerte waren jedoch systolisch selten unter 100 mm Hg. Diese „Hyperzirkulation" entspricht praktisch den Symptomen eines milieu- und umweltbedingten Stresses (FORSYTH, 1971; SCHEPPOKAT, 1978).

Die unterschiedliche Kreislaufsituation prägt deshalb eine Fülle von Symptomen, die in allgemeine Beschwerden, herzbetonte, kreislaufbezogene, atembezogene und verdauungsbezogene Beschwerden getrennt werden können. Tabelle 5 zeigt die Vielzahl von Einzelsymptomen innerhalb des Formenkreises Hypotonie/Orthostasesyndrom (BÖHM, 1973; SIEGENTHALER, 1970).

Zahlreiche Autoren weisen vor allem auf die psychischen Symptome hin, die sich aus einem Mißverhältnis zwischen physischer Leistungsfähigkeit und den an sie gestellten Anforderungen ergeben. PARR (1969) fand nur in 25 von 100 Fällen mit orthostatischem Syndrom einen Ruheblutdruck unter 110 mm Hg. MARTINI und PIERACH (1926) registrierten bei 6 von 18 Patienten eine eindeutige Verkleinerung des Herzens. Nach WITZLEB (1974) sind Herzschlag und Herzzeitvolumen oft reduziert, die Herzfrequenz ist im Liegen labil, häufig auch deutlich gesenkt. Im Stoffwechselgeschehen wurde bei Patienten mit orthostatischer Dysregulation häufig ein verminderter Grundumsatz und Neigung zu Hypoglykämien beobachtet. Dies muß vor allem bei sportlicher Aktivität beachtet werden, da diese Patien-

Tabelle 5. Symptome des Formenkreises Hypotonie/Orthostasesyndrom
(BÖHM, 1973)

---

1. *Allgemeine Beschwerden*
   Leistungsabfall,
   Müdigkeit und dennoch Schlafstörungen,
   Reizbarkeit (gespannte Erschöpfung),
   Wetterfühligkeit,
   Schweißausbrüche,
   mitunter Potenzstörungen

2. *Herzbetonte Beschwerden*
   Herzklopfen,
   Herzstolpern,
   „Herzschmerz" in Gestalt drückend-stechender Mißempfindlich-
   keit, handflächengroß im Bereich der linken vorderen Brustwand
   empfunden,
   herzbezogenes Angstgefühl

3. *Kreislaufbezogene Beschwerden*
   Schwindelgefühl,
   Flimmern vor den Augen,
   Ohrensausen,
   Leeregefühl im Kopf
   Kältegefühl in Händen und Füßen

4. *Atmungsbezogene Beschwerden*
   Kloßiges Würgegefühl hinter dem oberen Brustbein,
   Gefühl des Nicht-durchatmen-könnens und der Erstickung,
   Seufzeratmung,
   Gähnzwang,
   Hyperventilation

5. *Verdauungsbezogene Beschwerden*
   Unabhängig von der Nahrungsaufnahme auftretende, nicht exakt
   lokalisierbare, zeitlich unterschiedlich anhaltende Leibschmerzen,
   Appetitlosigkeit,
   Unverträglichkeit von Speisen,
   Völle-Bläh-Gefühl,
   unmotivierter Wechsel zwischen Diarrhoen und Obstipation

---

ten zu hypoglykämischen Schwächegefühlen neigen. Der Körperbau ist überwiegend asthenischer Habitus.

BÖHM (1973) zeigt in einer AOK-Statistik der Jahre 1965–1969, daß unter den gesamten Krankheitsfällen von über 5 Millionen 1% der Männer und 2,3% der Frauen an Hypotonie leiden. Nach SARRE (1971) sind ca. 2–4% der Bevölkerung von einer Hypotonie betroffen. HUEP und GERSMEYER (1969) sowie SCHMIDT-VOIGT (1961) fanden in der Allgemeinpraxis etwa 15% der Patienten mit einer orthostatischen Regulationsstörung. In der Häufigkeit sind Regulationsstörungen bei Frauen öfter anzutreffen als bei Männern, bei Jugendlichen ist die Dysregulation mitunter nur periodisch, im Greisenalter jedoch keineswegs so selten wie mitunter angenommen. RUTENFRANZ et al. (1965) registrierten bei 338 Jugendlichen zwischen 6 und 18 Jahren Blutdruck und Herzfrequenz über 15 min im Stehen (KLIMT u. RUTENFRANZ, 1976). 39 Probanden mußten vorzeitig das Experiment abbrechen. Während sich die Herzfrequenz zu den „Stabilen" nur unwesentlich unterschied, war bei den „Labilen" schon 7 min vor dem Kreislaufzusammenbruch eine Einengung der Druckamplitude zu sehen.

Die Pathogenese der Fehlregulation ist variabel. Sie kann bei konstitutionell bedingter Hypotonie als Folge einer endogenen Unterfunktion, eines Infektes oder in der Rekonvaleszenz auftreten. Nach einer Untersuchung von PARR (1969) stehen ursächlich Infektionen an erster Stelle, dann folgen Erkrankungen des endokrinen Systems, des Magen-Darm-Traktes und die sog. vegetative Dystonie. Die Ursache der Dysregulationen kann im gesamten Bereich des Regelkreises liegen, d. h. veränderte Empfindlichkeit der Druckrezeptoren, Störungen im Bereich des Kreislaufzentrums, auf dem Gebiet der sympathischen Übertragung und der Stellglieder Herz, Gefäße, d. h. Blutvolumen und peripherer Widerstand. So vermindert sich z. B. bei einer zweitägigen Bettruhe das Blutvolumen um ca. $^{1}/_{2}$ l. Eine vierwöchige Bettruhe bewirkt eine Reduktion des Blutvolumens um 1 l (MILLER et al., 1965; SCHEPPOKAT, 1978). Aus der Pathophysiologie leitet sich die in Tabelle 6 dargestellte Systematik der Regulationsstörungen (WITZLEB, 1974) ab.

Tabelle 6. Pathophysiologische Systematik der Kreislaufdysregulationen. (Nach Witzleb, 1974)

---

1. *Störungen der Regulation*
   - Störungen der Gefäßregulation:
   primäre (essentielle) Hypotonie = Abweichungen vom Sollwert,
   hypotone Regulationsstörungen (statisch labile Regelung),
   postural hypotension,
   reflektorische Störungen durch Traumen, Schmerz, Schreck, Karotissinussyndrom (vasovagale Synkope)
   - Störungen der Hormonproduktion:
   primäre und sekundäre Nebennierenrindeninsuffizienz, Hypothyreose, Hyperparathyreoidismus

2. *Kardiale Faktoren*
   - Primär kardial:
   myokardiale Dekompensation aus verschiedenen Ursachen, Aortenstenose, Aortenbogensyndrom, Mitralstenose, Herzrhythmusstörungen (extreme Bradykardie oder Tachykardie, Adam-Stokes-Anfälle)
   - Primär extrakardial:
   Behinderungen der pulmonalen Zirkulation (Lungenembolie oder andere Lungenerkrankungen),
   intrathorakale Drucksteigerungen, z. B. beim Valsalva-Versuch, bei Husten, Defäkation usw.

3. *Vaskuläre Faktoren*
   - Abnahme des peripheren Widerstandes:
   regulativ (Wärme, Muskelarbeit),
   infektiös-toxisch (z. B. Typhus, chronischer Nikotinabusus),
   anaphylaktisch (z. B. Histamin, Kinine),
   pharmakologisch (z. B. Ganglienblocker, Antihypertonika, Barbiturate),
   metabolisch
   - Zunahme der Gefäßkapazität:
   teilweise wie bei Widerstandsabnahme, außerdem bei Varikosis, Sequestration, Gravitationswirkungen

---

---

4. *Störungen durch Volumenmangel*
   - Blutverluste (innere und äußere Blutungen)
   - Plasmaverluste (erhöhte Kapillarpermeabilität durch Entzündungen, Peritonitis, Verbrennungen)
   - Flüssigkeitsverluste (Diarrhö, Diurese [Saluretika], Erbrechen, extreme Schweißverluste), oft kombiniert mit Elektrolytverlusten
   - Kachexie
   - Idiopathische Formen

Nach SCHEPPOKAT (1974) gibt es folgende definierbare Störungen mit arterieller Hypotonie:
- autonome Läsionen mit asympathikotoner orthostatischer Hypotonie,
  orthostatische Hypotonie bei ZNS-Erkrankungen,
  Hypotonie und/oder orthostatische Hypotonie bei autonomer Neuropathie (z. B. Diabetes);
- autonome Funktionsstörungen mit Ohnmachtsneigung = vasovagale Synkope,
  orthostatische Hypotonie durch Medikamente (z. B. Hypotonika), Hypovolämie bei Bettruhe, Wasserimmersion, Raumfahrt, symptomatisch und idiopathisch sowie die Hypotonie Gravider und die Hyperbradykininämie.

Diese Vielfalt der klinischen Symptomatologie versuchte THULESIUS (1975) zu ordnen und in sein beschriebenes Schema mit Druck- und Frequenzmessungen im Liegen und Stehen zu integrieren. Dadurch wird die gesamte Systematik in vier einfach diagnostisch ermittelbare Reaktionen aufgeteilt (TISO, 1977). Nach dem Aufstehen findet man:

1. Hypertone Reaktion: Anstieg der Herzfrequenz und des Blutdruckes.

2. Sympathikotone Reaktion: Anstieg der Herzfrequenz und Abfall des systolischen Druckes mit Anstieg des diastolischen Druckes.
   - *Primär:* genetisch bedingte funktionelle Störung.
   - *Sekundär:* z. B. Bettruhe, postinfektiös.

3. Asympathikotone Reaktion: Abfall des systolischen und diastoli-
schen Blutdrucks mit Ausbleiben oder Abschwächung der Puls-
reaktion.
   - *Primär:* neurogen.
   - *Sekundär:* periphere und zentrale Neuropathie,
     z. B. bei Diabetes, perniziöser Anämie, iatrogenen Formen
     nach Sympathektomie und Ganglienblockern.
4. Vasovagale Reaktion: Abfall des Blutdrucks und gleichzeitige
Verminderung der Herzfrequenz.
   - Akute Symptome im Stehen nach initial sympathikotonem
     Stadium.
   - Traumatische Reaktionen, Schrecksituation.

Dieser Überblick zeigt die Fülle von Ursachen und Symptomen innerhalb einer orthostatischen Dysregulation. In der klinischen Praxis
unterscheidet GERSMEYER (1966) hypotone Kreislaufstörungen, die
primär volumenbedingt sind – z. B. Blutungen, Venenpooling im Bereich der kaudalen Venen, Erbrechen, Diarrhö, Mineralverlust, extreme Diurese und Schweißverluste –, sowie endrokrine Krankheitsbilder wie den Morbus Addison und primär regulationsbedingte Ursachen im Bereich des Regelkreises. Viele Hypotonien sind passager
bedingt und haben meist banale Ursachen. Sie können nach über-
standenen Infekten, nach Arzneimittelmißbrauch, Alkohol- und Nikotinabusus, einseitigen Ernährungsweisen mit Eiweiß-, Kochsalz-
und Vitaminmangel im Rahmen psychovegetativer Syndrome auftreten. Bei längerdauernden hypotonen Kreislaufregulationsstörungen
muß man an endokrine Erkrankungen oder auch an Herzkrankheiten denken. Temporäre Ohnmachtsneigungen findet man nach DE-
LIUS (1964) gelegentlich bei Kindern während Miktionen, bei Ado-
leszenten in der Pubertätsphase, bei Erwachsenen im Anschluß an
Infektionskrankheiten, nach Kopftraumen oder Intoxikationen, bei
hohem Schlafdefizit oder unter besonderem psychosozialem Streß,
vereinzelt bei heftigem Lachen oder Husten. DELIUS (1964) beschreibt vor allem die enge Relation zwischen psychischem und phy-
sischem Geschehen. Das diffuse Unbehagen und weiche Knieem-
pfinden sind der Bewußtseinssperre, dem Machtverlust über die
Muskulatur und den hämodynamischen Abläufen in oft blitzartiger
Kreislaufbeziehung zugeordnet. Neben diesen banalen Ohnmachts-

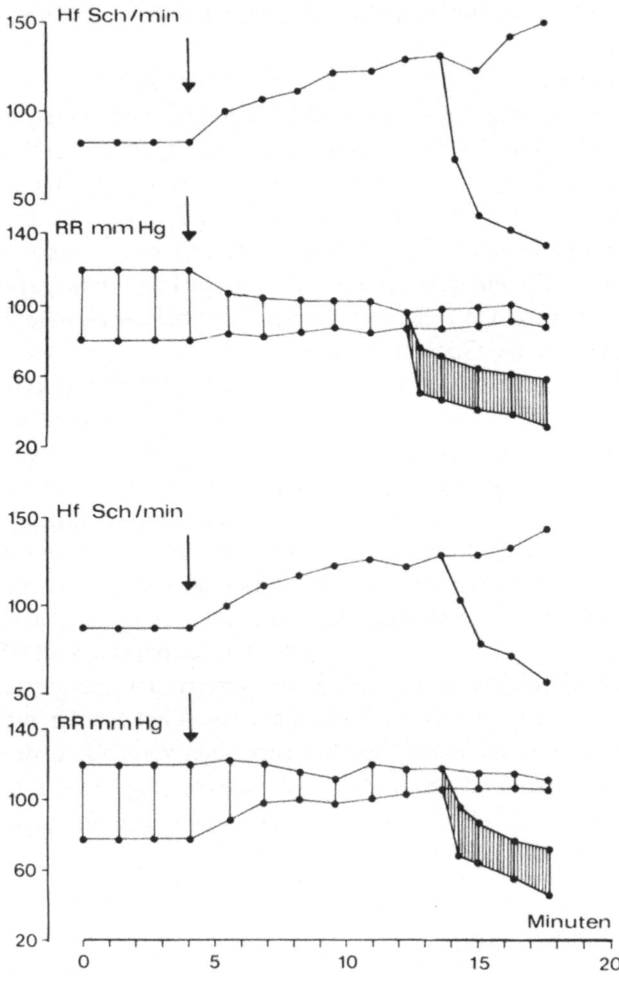

Abb. 34. Vergleichende Darstellung zweier Formen der Zentralisation eines Kreislaufgeschehens mit der Möglichkeit der Umschaltung in eine vasovagale Synkope. (Nach HUEP u. GERSMEYER, 1969)

zuständen gibt es jedoch Krankheitsbilder verschiedener Pathogenese, die morphologisch erfaßbar sind.

Abbildung 34 zeigt nach HUEP und GERSMEYER (1969) das Verhalten der wichtigsten funktionellen Regulationsstörungen mit einer Zentralisation des Kreislaufgeschehens, d. h. guter Durchblutung der lebenswichtigen Organe mit Minderdurchblutung der weniger wichtigen Organe. Aus der Zentralisation heraus kann sich eine vasovagale Synkope entwickeln. Dieser primären sympathikotonen Reaktion steht die sehr seltene asympathikotone Hypotonie gegenüber. Wie in den einzelnen Schemata gezeigt, fehlt bei der asympathikotonen Hypotonie die Gegenregulation.

Als banale Ohnmacht wird die vasovagale Synkope bezeichnet. Sie kann durch ein psychisches Trauma wie Schreck, Angst oder Schmerz ausgelöst werden. Zum Beispiel nach einer Blutabnahme wird der Patient plötzlich blaß, es erfolgt ein Schweißausbruch, gelegentlich Brechreiz, er sinkt zu Boden. Das Bewußtsein kehrt in der horizontalen Lage rasch wieder. Die Ursache ist ein plötzlich auftretender sympathischer vasodilatierender Effekt mit erhöhter Muskeldurchblutung unter gleichzeitiger Steigerung des Vagotonus. Es folgen Bradykardie und Verminderung des peripheren Gefäßwiderstandes durch Gefäßerweiterung im Bereich der quergestreiften Muskulatur und des Splanchnikusgebietes. Gleichzeitig nimmt der Venentonus ab, so daß das Venenpooling vergrößert wird. Der venöse Rückstrom ist vermindert. Fallendes Schlagvolumen und Bradykardie von 35–40 Schlägen/min lassen das Herzminutenvolumen und damit den Blutdruck akut absinken.

2.1 Idiopathische Positionshypotonie

Die idiopathische Positionshypotonie wurde von BRADBURY und EGGLESTONE (1925) als „postural hypotension" beschrieben und von NYLIN et al. (1948) als „asympathicotonic hypotension" benannt (DENGLER u. HENGSTMANN, 1974). Das Krankheitsbild beginnt zwischen dem 40. und 50. Lebensjahr mit einem dreimal häufigeren

Befall von Männern als Frauen. Nach DENGLER und HENGSTMANN (1974) zeichnet sich folgende Trias ab:

1. Akuter Abfall des systolischen und diastolischen Druckes beim Aufstehen, gleichbleibende Herzfrequenz
2. Impotentia coeundi
3. Unfähigkeit, innerhalb der Thermoregulation Schweiß zu produzieren.

MARK (1969) beschreibt den phasenförmigen Verlauf dieses Krankheitsbildes. Das erste Stadium, innerhalb der ersten 3 Jahre, geht mit Schwindel, Impotentia coeundi und Schweißsekretionsstörungen einher. Im zweiten Stadium – bis zum 4. Jahr – stehen orthostatische Krisen, Müdigkeit, Schwächen im Bereich der Muskulatur, Stuhl- und Harninkontinenz im Vordergrund. Im dritten Stadium, nach 4–5 Jahren, entwickelt sich ein schweres neurologisches Krankheitsbild mit pyramidalen und extrapyramidalen Zeichen, Schluckstörungen, Muskelkrämpfen und dauernder Bettlägerigkeit. Der Blutdruckab-

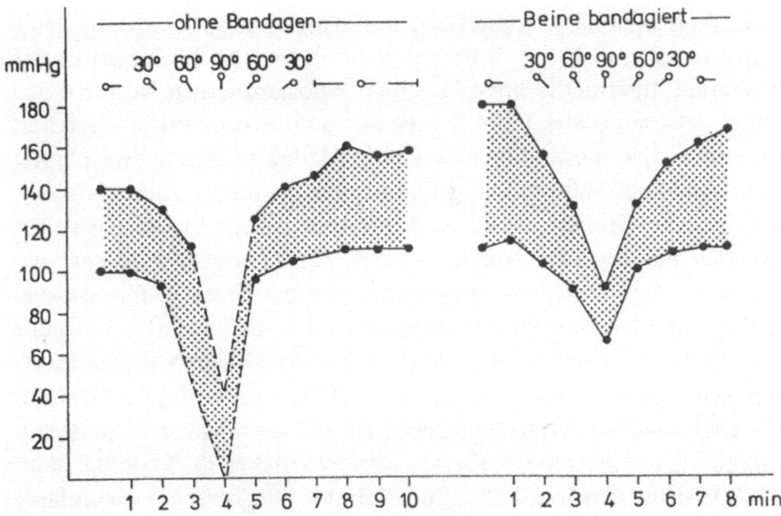

Abb. 35. Verlauf des Blutdruckes bei einem Patienten mit idiopathischer Positionshypotonie in Relation zum Kippwinkel mit und ohne bandagierte Beine. Nach straffer Bandagierung ist der Druckabfall aufgrund des geringeren Venenpoolings weniger ausgeprägt. (Nach DENGLER u. HENGSTMANN, 1974)

fall in der Orthostase ist so steil, daß er nicht meßbar ist. Die Kreislaufdepression bei der idiopathischen Positionshypotonie ist bedingt durch ein zu großes Venenpooling im Bereich der unteren Körperhälfte mit einem akut verminderten venösen Rückstrom und Verkleinerung des Herzminutenvolumens. Nach Bandagieren der Beine (Abb. 35) wurde der akute Blutdruckabfall so weit verhindert, daß die Patienten stehen konnten. Bei einer Immersion im Wasser bis in die Herzhöhe blieb der Blutdruck stabil. LUFT und EULER (1953) fanden bei der posturalen Hypotension eine erniedrigte basale Adrenalin- und Noradrenalinausscheidung im Urin. Unter intravenöser Noradrenalin-Infusion fanden jedoch DENGLER und HENGSTMANN (1974) einen überhöhten Blutdruckanstieg. Typisch für die idiopathische Positionshypotonie ist der fehlende Anstieg der Katecholamine beim Aufstehen. Dies steht ganz im Gegensatz zu den banalen Ohnmachtsanfällen, bei denen ein erhöhter Sympathikotonus beobachtet wird. Ein Teil der Patienten zeigt auch einen geringeren Reninanstiegt. Dieser Befund ist jedoch bei diesem Krankheitsbild nicht einheitlich. Ursächlich ist nach DENGLER und HENGSTMANN (1974) eine präganglionäre Schädigung des sympathischen Nervensystems am wahrscheinlichsten. JOHNSON et al. (1966) beobachteten in der Columna intermedio-lateralis einen Substanzverlust von nahezu 90%. MARK (1969) fand Parallelen zur olivo-ponto-zerebellären Atrophie. Die morphologischen Befunde haben ihre Schwerpunkte in Olive, Pons, Substantia nigra und Locus coeruleus. Dieses schwere und seltene Krankheitsbild muß differentialdiagnostisch gegen den Ausfall beider Karotissinus – und Aortenbogenrezeptoren bei schwerer Arteriosklerose abgegrenzt werden (HUEP u. GERSMEYER, 1969). Innerhalb der Positionshypotonie sind die fehlenden Vasomotorenreflexe sowohl beim Aufrichten als auch beim Valsalva-Preßversuch charakteristisch. Frequenz- und Blutdruckverhalten grenzen die funktionellen Orthostasesyndrome und vasovagalen Reaktionen ab, bei denen die reflektorische Antwort erhalten ist. GARNIER et al. (1970) schlüsseln ihre Fälle innerhalb der Diagnose bei sekundärer Positionshypotonie in zwei Gruppen auf, nämlich (1) *ausgeprägte* Positionshypotonie und (2) *rudimentäre* Positionshypotonie, bei denen die Reflexantwort verzögert war. Unterstützt wird die Diagnose der sekundären Positionshypotonie durch eine verstärkte Antwort auf intravenös injiziertes Noradrenalin. SMYTHIES und RUSSEL berich-

teten 1974 von einer Patientin mit idiopathischer „postural hypotension" und gleichzeitig akut auftretenden Diarrhöen. Sie stellten die
Hypothese auf, daß diese Diarrhö durch eine erhöhte Sekretion von
Prostaglandin hervorgerufen sei. Durch Gabe von Acetylsalicylsäure,
die die Prostaglandine blockiert, wurde bei dieser Patientin über
Jahre die Diarrhö gestoppt. Es wurde darauf hingewiesen, daß
prostaglandinblockierende Substanzen diese zusätzliche Diarrhö
hemmen.
GROSS et al. (1972) zeigten bei 20 Patienten im Alter unter 63 Jahren
mit Parkinsonismus bei Normotonie einen starken Abfall des Blutdruckes beim Aufstehen. Der Valsalva-Preßdruckversuch war regelrecht. Die Ursache dieser Positionshypotonie wurde auf einen De-
fekt oberhalb der Medulla oblongata zurückgeführt. Eine medikamentöse Ursache (L-Dopa) war bei diesem Patientengut auszu-
schließen.
THOMAS und SHIRGER (1970) wiesen auf die schlechte Prognose der
idiopathischen Positionshypotonie hin. Die Lebenserwartung lag bei
57 Patienten nach Entdeckung der Erkrankung bei 7–8 Jahren. Eine
ausführliche Darstellung dieses Krankheitsbildes finden wir bei
GURTNER und LÜTHY (1964), MAGRINI et al. (1976), MARK (1969),
KLUYSKENS et al. (1977), GARNIER et al. (1970) sowie DENGLER und
HENGSTMANN (1974).

2.2 Hypotone Regulationsstörungen bei neurologischen Erkrankungen

Neben dem seltenen Krankheitsbild der idiopathischen Positionshypotonie treten nach GARNIER et al. (1970) sekundäre Positionshypo-
tonien infolge Unterbrechung der Kreislaufreflexe durch bekannte
neurologische Leiden auf. Vasomotorische Areflexion werden bei
diabetischer Neuropathie, Tabes dorsalis, alkoholischer Neuro- und
Enzephalopathie, Polyneuritiden, und Polyradikulitiden, hohen
Querschnittsläsionen, Syringomyelie, Chordotomie, Sympathekto-
mie, zerebraler Arteriosklerose, Morbus Parkinson und anderen
Hirn- und Rückenmarkläsionen beobachtet (HEITMANN, 1978).

SHARPEY-SCHÄFER und TAYLOR (1960) fanden bei 10% einer Diabetikergruppe einen partiellen oder weitgehenden Ausfall der Barorezeptorenreflexe. Die Läsion betraf meist die Afferenzen innerhalb der Blutdruckregulation und ist mit dem Valsalva-Versuch nachweisbar. Die Förderleistung des Herzens hängt bei Ausfall der Barorezeptoren vom Füllungspotential ab, so daß schon geringfügige Störungen zu Dysregulationen führen können. SCHEPPOKAT (1974) weist darauf hin, daß das erhöhte Risiko von Alkoholikern nach Unfällen vermutlich eine Folge ihrer Neuropathie mit Ausfall von wesentlichen Anteilen der reflektorischen Kreislaufkontrolle ist. Patienten mit Querschnittslähmungen durch hohe Läsionen, bei denen präganglionäre efferente Sympathikusbahnen im Hals und oberen Thorakalmark ganz oder teilweise unterbrochen sind, zeigen beim Aufrichten einen akuten systolischen und diastolischen Blutdruckabfall (GARNIER et al. 1970).

Zu den neurologischen Fällen gehört auch eine Beschreibung von GAAN et al. (1972), die eine idiopathische Positionshypotonie bei einer primären Amyloidose feststellten. Diese primäre Amyloidose ging mit einer klassischen Nierenschädigung und schweren Ödemen einher. Die Kreislaufstörungen waren jedoch nicht durch eine Blutvolumenänderung bedingt, sondern durch ein zentrales Geschehen. Es fehlten die Tachykardie beim Aufstehen und die Reflexantwort auf den Valsalva-Preßversuch.

Nach HEITMANN (1978) werfen synkopale Anfälle nicht selten die differentialdiagnostische Frage auf, ob es sich um eine orthostatische Kreislaufdysregulation oder um hirnorganische Anfälle handelt. Klinische Beobachtung und EEG-Untersuchung unter Einschluß von Provokationsmethoden ermöglichen die klinische Diagnose.
Ein sehr seltenes Krankheitsbild ist die Glossopharyngeusneuralgie mit oft schwer zu deutenden Synkopen mit bradykarder Rhythmusstörung und häufig langdauernden Hypotonien (HEITMANN, 1978). Diese Synkope wird durch die Einbeziehung des Hering-Karotissinusnerven erklärt. HEITMANN (1978) beobachtete 1976 eine 64jährige Frau mit rezidivierenden Schmerzattacken im linken Hals-Rachen-Gebiet und rezidivierender kurzfristiger Bewußtlosigkeit. Die Patientin wurde nach Versorgung mit einem Schrittmacher und Einstellung mit Carbamazepin völlig beschwerdefrei.

Tabelle 7. Zusammenstellung neurologisch bedinger Ursachen innerhalb der orthostatischen Dysregulation. (Nach JOHNSON, 1976)

Afferente Bahn Nn. IX oder X	*Zentrum* (Hirnstamm-Integration)	*Efferente Bahn* Rückenmark	Sympath. Strang, postganglionäre Nerven
Tabes dossalis Diabetes mellitus (?) Alkohol (?) Holmes-Adie-Syndrom	Familiäre Dysautonomie Hirngefäßkrankheiten Tumoren der hinteren Schädelgrube Akute Polyneuropathie (?) (Medikamente)	Trauma Myelitis Syringomyelie Intramedulläre Tumoren Extramedulläre Tumoren (bei idiopathischer orthostatischer Hypotonie; multipler Systemerkrankung)	Akute Polyneuropathie Chronische Polyneuropathie: Diabetes mellitus (?) chron. Alkoholismus (?) Tumoren, Nierenversagen, Porphyrie, prim. Amyloidose Versagen der Katecholaminausscheidung, Anorexia nervosa (Medikamente)

Orthostatische Dysregulationen infolge neurologischer Erkrankungen können auf verschiedenen Defekten beruhen. Tabelle 7 nach JOHNSON (1976) gibt einen Überblick über die morphologische Lokalisation. Die Störungen können sowohl im afferenten Bereich der Barorezeptoren, im Zentrum oder im efferenten Geschehen im Bereich des Rückenmarkes oder des Sympathikus liegen. JOHNSON (1976) fand bei querschnittsgelähmten Patienten nur eine kurzzeitig anhaltende orthostatische Dysregulation. Durch ein regelmäßiges „Orthostasetraining" verschwand die Störung. Diese Gewöhnung dürfte auf die Aktivierung des Renin-Angiotensin-Mechanismus zurückzuführen sein. Bei diesen Patienten fand sich ein erhöhter Plasmareninspiegel.

Störungen im Bereich der Barorezeptoren können durch den Valsalva-Preßversuch und über die Aufzeichnung von Druck und Frequenz beim Lagewechsel diagnostziert werden. Die Afferenzen laufen über den N. glossopharyngeus und über den N. vagus zum Hirnstamm. Eine solche Unterbrechung kann z. B. beim Diabetes mellitus auftreten. SCHARPEY-SCHÄFER und TAYLOR (1960) fanden bei 23% diabetischer Patienten Störungen im afferenten Bereich. BÁRÁNY und COOPER (1956), GOADBY und DOWNMAN (1973) sowie EWING et al. (1974) fanden bei Diabetikern auch Störungen im Bereich der efferenten Bahnen.

Beide Reflexschenkel können beim chronischen Alkoholismus gestört werden (SCHENKER et al., 1967).

Die Funktionsfähigkeit der Barorezeptoren kann auch durch zentrale Hirnprozesse beeinträchtigt werden. RILEY et al. (1949) beschrieben eine Familie mit zentraler Läsion des Reflexzentrums. APPENZELLER et al. (1970) fanden solche Störungen bei multiplen Schädigungen durch einen Hydrocezphalus. Auch Tumoren im Bereich der Fossa posterior auf dem Boden des IV. Ventrikels können mit orthostatischen Dysregulationen einhergehen (WAGNER, 1959).

Störungen des efferenten Reflexbogens können verschiedene Ursachen haben. So führen Läsionen oberhalb von D6 des Rückenmarkes zu orthostatischen Dysregulationen. Dies kann durch Trauma, durch Myelitis, Syringomyelie oder Tumoren bedingt sein. In diesen Bereich gehört auch die idiopathische Positionshypotonie mit ihren multiplen Degenerationsprozessen.

Polyneuropathien, die zu orthostatischen Dysregulationen führen, können auch bei Porphyrie oder Langzeitdialysen bei chronischen Nierenerkrankungen beobachtet werden.

Eine Erkrankung, bei der die Katecholaminfreisetzung fehlt und die zu einer orthostatischen Dysregulation führen kann, ist die Anorexia nervosa (JOHNSON, 1976). Nach HEITMANN (1978) spielen hierbei die Hypokaliämie und die Hypovolämie eine entscheidende Rolle.

Häufig finden wir nach schweren Schädel-Hirn-Traumen orthostatische Dysregulationen. Die akuten Regulationsstörungen klingen nach HEITMANN (1978) in der Regel mehr oder weniger langsam ab, so daß nach 1–2 Jahren eine Stabilisierung eintritt. Bei schweren Hirnverletzungen kann diese Störung des Vegetativums noch weiter bestehen bleiben. Die Instabilität des Kreislaufes ist hierbei gekennzeichnet durch die klassischen Symptome der Herzfrequenzbeschleunigung, Schwindel, Schweißausbruch und Kollapsneigung. Erst später treten typische Kopfschmerzen und vermehrte Reizbarkeit auf.

2.3 Das sog. Karotissinussyndrom

Die Störungen im Bereich der Barorezeptoren selbst im Karotissinus sind meist durch arteriosklerotische Veränderungen hervorgerufen. Bei Kopfbewegungen oder Manipulationen im Halsbereich kommt es zu einem akuten Absinken von Herzfrequenz und Blutdruck. Die Diagnose erfolgt durch einseitigen Druck auf die Karotisgabel für eine Dauer von 10–30 s (BÖHM, 1973). Nach CAESAR (1978) kommt es zu einer SA-Blockade oder AV-Blockierungen II. und III. Grades, zu einer Bradykardie oder Asystolie mit einem R-R-Abstand von über 1,2–1,6 s, oder einer Senkung des systolischen Blutdruckes um 30 mm Hg und des diastolischen um 20 mm Hg. Die Diagnose eines solchen hypersensitiven Karotissinus mit den hämodynamischen Ausfällen stellt die Indikation zu einer Schrittmacherimplantation (CAESAR, 1978).

2.4 Kreislaufstörungen bei psychischen Erkrankungen

Kreislaufdysregulationen sind im Verlauf von psychischen Erkrankungen wie Schizophrenie oder depressiven Psychosen recht häufig. Nach FEER (1973) können die Kreislaufstörungen Mitursache der Psychose sein, bei zerebralsklerotisch bedingten paranoid-depressiv gefärbten Psychosen, bei denen zu Beginn der Erkrankung das paranoid-depressive Syndrom auffälliger als das psychoorganische ist. Die Kreislaufstörungen können aber auch Folge der Psychose sein, indem die Patienten zu wenig Nahrung und Flüssigkeit aufnehmen. Dies könnte z. B. bei einer Schizophrenie mit Vergiftungsangst und bei einer Depression durch hochgradige Inappetenz der Fall sein. Die recht häufigen Kreislaufstörungen bei Schizophrenie dürften deshalb vorwiegend auf einen Volumenmangel zurückzuführen sein. FEER (1973) beobachtete Störungen der Kreislaufregulation im Sinne einer orthostatischen Hypotonie nicht im ersten, sondern vor allem im zweiten Stadium der Depression, dem Zustand der vegetativen Erschöpfung nach länger dauernder sympathikotoner Überreizung.

In das Gebiet der Psychiatrie gehören konstitutionelle kardiovaskuläre Störungen mit der sog. neurozirkulatorischen Asthenie (Da Costa-Syndrom, Effortsyndrom, Soldier's heart; SCHEPPOKAT, 1972; LEVANDER-LINDGREN, 1962). Zu diesem Formenkreis zählt auch die sog. vasoregulatorische Asthenie (GRAF u. STRÖM, 1966). Die Patienten klagen über Kopfschmerzen, Schwitzen, Müdigkeit, Erschöpfung und verminderte Arbeitskapazität. Diese funktionelle Störung geht ohne pathologische Organbefunde einher. Vielfach handelt es sich nach SCHEPPOKAT (1972) um das Korrelat einer Neurose.

2.5 Orthostatische Dysregulationen in der Schwangerschaft und im Wochenbett

In der Schwangerschaft neigen zahlreiche Frauen zu orthostatischen Hypotonien. In der Pathogenese steht neben der peripheren Weitstellung der Gefäße das erhöhte Venenpooling an erster Stelle. In der Schwangerschaft kommt es beim Aufstehen ohne sichtbare Varikosis zu einer erhöhten Blutfülle im Bereich der unteren Extremität.
Nach GÖLTNER et al. (1974) klagt die Hälfte der Frauen im frühen Wochenbett über Kreislaufbeschwerden. Dabei sind 20,7% orthostatische Dysregulationen. Hierbei finden sich sowohl Frühregulationsstörungen mit Kreislaufbeschwerden unmittelbar nach dem Aufstehen als auch sog. Spätregulationsstörungen nach 5–10minütiger Stehphase. GÖLTNER et al. (1974) zeigten bei 92% eine sympathikotone und bei 8% eine asympathikotone Regulationsstörung. Bei älteren Mehrgebärenden mit Varikosis und Venenklappeninsuffizienz waren orthostatische Kreislaufstörungen seltener. Dies ist auf ein erhöhtes Basisvolumen des Patienten mit einer Varikosis zurückzuführen. Im frühen Wochenbett haben nach GÖLTNER et al. (1974) ca. ein Viertel der Frauen im Liegen einen Blutdruck unter 105 mm Hg systolisch. Es bestand keine Beziehung zwischen den im Liegen gemessenen Druckwerten und der orthostatischen Dysregulation. Sie war ebenfalls unabhängig von Alter, Geburtenzahl, Varikosis oder Venenklappenfunktion. Die orthostatische Kreislauflabilität wird auf ein mangelndes venöses Angebot und unzureichende Vaso-

konstriktion zurückgeführt. Für ein vermindertes venöses Angebot sprechen die Befunde, daß die Hälfte der Wöchnerinnen mit schweren Anämien unter 6,2 mmol/l (10 g%), mit einer Verminderung der zirkulierenden Blutmenge um ca. 40%, unter orthostatischen Dysregulationen leidet. Statistische Untersuchungen (Böhm, 1973) zeigen, daß der arterielle Blutdruck in der Schwangerschaft bis zum 6. Monat allmählich abnimmt und dann wieder zunimmt. Im 6. Monat haben 30% der Frauen einen systolischen Druck von 100 mm Hg und weniger, zu Geburtsbeginn beträgt der Anteil nur noch 3%. Diese Schwangerschaftshypotonie ist im Sommer ausgeprägter als im Winter.

Eine hämodynamische Unterbrechung der V. cava caudalis durch den graviden Uterus ist das Rückenlageschocksyndrom, das 1936 von Ahltrop (Lemtis u. Seger, 1974) beschrieben wurde. Dieses Schockgeschehen tritt nicht im Stehen, sondern im Liegen auf. Die V. cava caudalis-Kompression mit Blockade des venösen Rückflusses wird vorwiegend bei Frauen mit einer Hypotonie gefunden. Die Symptome treten unmittelbar nach dem Hinlegen auf. Aufsetzen, Aufstehen oder Lagerung in die linke Seitenlage, die auch im Schlaf eingenommen werden sollte, beheben das Krankheitsbild innerhalb 30 s (Böhm, 1973).

2.6 Hypovolämie

Entsprechend der Abhängigkeit des Blutdruckes vom Blutvolumen kommt es zu Blutdruckstörungen aufgrund chronischer Hypovolämien. Welche Bedeutung die Hypovolämie für die orthostatische Kreislaufregulation besitzt, zeigen Versuche von Stegemann (1976), der gesunde Studenten und aktive Spitzensportler über 6 Std in ein Wasserbad brachte. Durch das Wasserbad erhöht sich das thorakale Blutvolumen, so daß über die volumenregulatorischen Reflexe sekundär das Blutvolumen gesenkt wird. Nach dieser Wasserimmersion wurde eine orthostatische Belastung durchgeführt, wobei alle Spitzensportler kollabierten, da die Barorezeptoren durch die tägliche Höchstbelastung unempfindlicher geworden waren. Auch kreislaufgesunde Studenten zeigten Regulationsschwierigkeiten.

Häufig klagen Patienten mit chronischen Hypovolämien über Schwäche, Müdigkeit, Schwindel, Kopfweh und linksthorakale Schmerzen (SCHEPPOKAT, 1974). Nicht in allen Fällen treten jedoch Störungen in der Orthostase auf. Die orthostatische Blutdruckregulation aufgrund einer Hypovolämie geht vor allem mit einer sehr starken Tachykardie einher, die bei Patienten mit neurologischen Läsionen nicht zu beobachten ist. Nach IBRAHIM (1975) kann diese Hypovolämie akut durch massive Diurese, schweren Flüssigkeitsverlust oder durch eine gastrointestinale Blutung hervorgerufen werden. Außerdem können lange Liegezeit, hochgradige physische Erschöpfung und hohes Alter eine hypovolämische Positionshypotonie verursachen (IBRAHIM, 1975).

Orthostatische Dysregulationen sind oft Begleiterscheinungen von Stoffwechselerkrankungen, Infektionen oder treten nach schweren Operationen auf. Ursächlich spielt praktisch bei allen diesen Erkrankungen die Hypovolämie die dominierende Rolle. Hierzu gehören auch chronische Unterernährung und Kachexie. Direkt in die Volumenregulation greift der Morbus Addison ein. Durch den Mangel an Mineralokortikoiden kommt es zum Natriumverlust und zu einer Elektrolytverschiebung innerhalb der Gefäßwand. Zahlreiche Infektionskrankheiten gehen mit einer Hypotonie einher. Neben der Verminderung der aktiven Blutmenge scheinen noch Schädigungen der zentralen vasomotorischen Regulation eine Rolle zu spielen. Ein sog. Vasomotorenkollaps zeigte sich früher vor allem in der Krise lobärer Pneumonien (WOLLHEIM u. MÖLLER, 1960). Intestinale Infektionen, die mit starken Diarrhöen, Erbrechen und Schweißverlust zu erheblichem Flüssigkeits- und Kochsalzmangel führen, bestimmen die nachfolgende Kreislauflabilität.

Unter den Infektionskrankheiten, die zu einer orthostatischen Dysregulation führen können, wird von BUTLER und WEBER (1973) die Malaria genannt. Diese Erkrankung ist durch die immer häufigeren Buchungen von Urlaubsreisen in tropische Länder auch bei uns vermehrt aufgetreten. Bei der Malaria kommt es durch Fieber und Schwitzen zu einer Dehydratation, die primär eine orthostatische Dysregulation mit sich bringen kann. Der Abfall des systolischen und diastolischen Blutdrucks bei fehlender Herzfrequenzsteigerung verbesserte sich durch eine Infusionsbehandlung, jedoch verschwanden die orthostatischen Dysregulationen nicht völlig. Die Autoren schlossen, daß die Malaria zu einer Blutverteilungsstörung führt. Es steigt vor allem die Haut- und Muskeldurchblutung an, so daß der periphere Gefäßwiderstand insgesamt abnimmt.

Durch langes Liegen finden wir eine zunehmende Kreislaufdepression. So nimmt z. B. die Durchblutung des Unterschenkels bei einer 8stündigen Bettruhe von 1,4 auf 1,1 ml/min ab. Daraus resultiert eine Abnahme der venösen Blutströmungsgeschwindigkeit zwischen Wade und Inguinalregion um 50%. Wie oben beschrieben vermindert sich nach 4 Wochen Bettruhe das gesamte Blutvolumen um 1 l (Scheppokat, 1978). Ein zusätzlicher Faktor der Immobilisation ist die Verminderung des Muskeltonus, so daß in der Rehabilitationsphase vieler Erkrankungen orthostatische Kreislaufstörungen auftreten können, die sich durch gezieltes Training beheben lassen.

2.7 Kardial bedingte orthostatische Dysregulationen

Innerhalb der Blutdruckregulation spielt das Herz eine dominierende Rolle. So können nach Wollheim und Möller (1960) symptomatische Hypotonien mit Schwierigkeiten in der orthostatischen Regulation bei organischen Herzkrankheiten auftreten. Wollheim und Möller (1960) führen u. a. die Mitralstenose, Aortenstenose, Myokarditis und Perikarditis auf. Kardial bedingte Hypotonien sind Folge der abnehmenden Pumpleistung. Caesar (1978) teilt diese verminderte Pumpleistung aus therapeutischen Überlegungen in passagere, evtl. rezidivierende Formen von Blutdruckerniedrigung und in andauernde Hypotonien ein. Der passagere Abfall des Arteriendruckes findet sich vor allem bei Herzrhythmusstörungen, dessen therapeutische Möglichkeit die Schrittmacherimplantation darstellt. Persistierende Hypotonien finden sich nach Caesar (1978) infolge schwerer hypoxämischer, toxischer oder entzündlicher Myokardschädigung. Eine rein mechanische Behinderung der Füllung und Entleerung des Herzens finden wir bei Perikarditis und Perikardtamponade, Aortenstenose, Mitralstenose, Aortenbogensyndrom sowie seltenen Vorhofsthromben. Die Durchblutung des Gehirns wird jedoch erst vermindert, wenn das Herzminutenvolumen auf die Hälfte der Norm

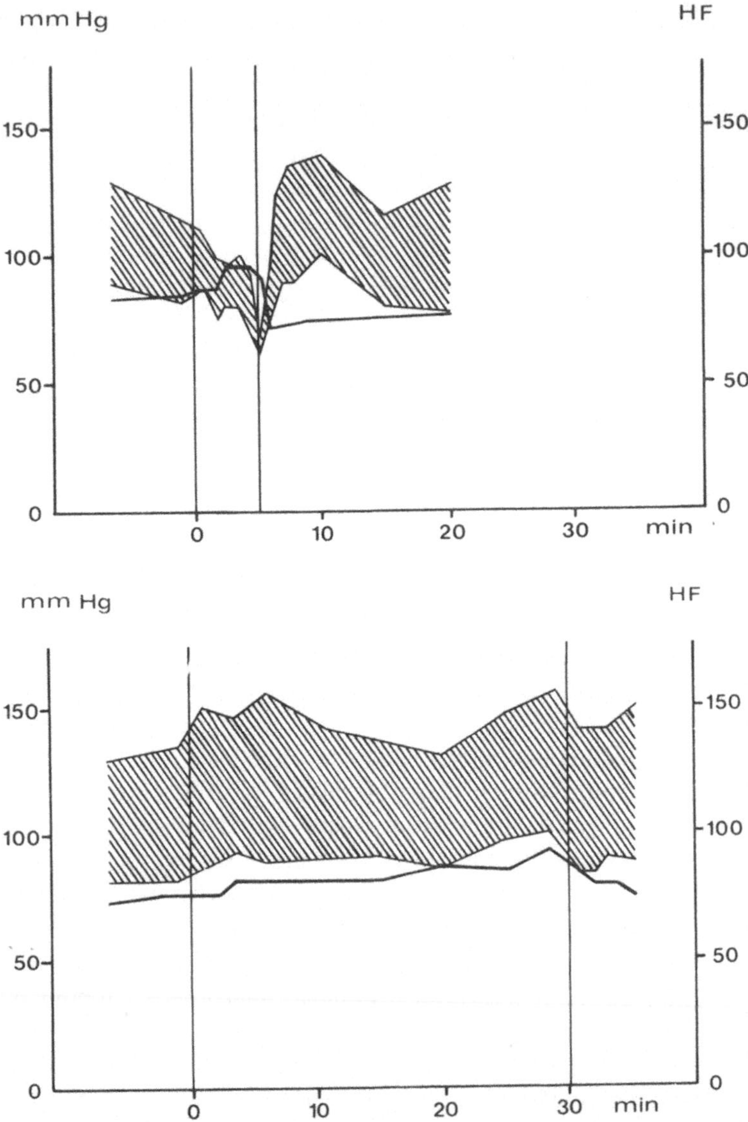

Abb. 36a u. b. Verlauf von Blutdruck und Herzfrequenz am Kipptisch (**a**) nach 24 Tagen Bettruhe (Herzinfarkt, normaler Sinusrhythmus, voll kompensiert) und (**b**) 5 Monate später während einer ambulanten Untersuchung. Durch die Bettruhe bedingter steiler Blutdruckabfall und Herzfrequenzerhöhung in der Orthostase (ABELMANN, 1976)

abgesunken ist. ABELMANN (1976) untersuchte Patienten mit Herzerkrankungen auf ihre orthostatische Toleranz. Es zeigte sich, daß Patienten mit chronischen Herzfehlern aufgrund ihres erhöhten Blutvolumens sogar eine größere orthostatische Toleranz aufwiesen als gleichaltrige Gesunde. Auch nach 2 Wochen Bettruhe zeigte sich nach dem Aufstehen nur eine mäßige Herzfrequenzerhöhung bei nur wenig verändertem systolischem und gering steigendem diastolischem Druck. Der Hauptfaktor der besseren Regulation ist das erhöhte Blutvolumen. Bei Patienten nach akutem Herzinfarkt zeigte sich nach 2 Wochen strenger Bettruhe in sitzender Stellung ein signifikanter Abfall des systolischen Blutdruckes (Abb. 36a). Abbildung 36b zeigt die gleiche Untersuchung 5 Monate später, in der die orthostatische Dysregulation verschwunden war. Auch eine modifizierte Bettruhe mit Bewegungsübungen erbrachte nach akutem Myokardinfarkt eine signifikante Besserung der orthostatischen Kreislaufregulation gegenüber einer Kontrollgruppe.

Ein Problem innerhalb der orthostatischen Regulation ist die Schrittmachertherapie. Bei starr frequenten Schrittmachern fehlt die kardiale Frequenzregulation. VOGEL et al. (1977) fanden orthostatische Dysregulationen bei starr frequenten Schrittmachern und gleichzeitiger Therapie mit Nitriten, die das Venenpooling erhöhen. WESTERMANN et al. (1974) untersuchten in einer ausführlichen Studie das Problem starr frequenter und vorhofgesteuerter Schrittmacher bei Patienten mit totalem AV-Block. Der vorhofgesteuerte Patient hat in Ruhe ein größeres Herzminutenvolumen. Der Abfall des Minutenvolumens in der Orthostase ist jedoch relativ größer als beim starr frequenten. Die Absolutwerte des Herzminutenvolumens liegen aber immer noch ca. 500 ml höher als bei einer stabilen Frequenz von 90. Nach VOGEL et al. (1977) beträgt der prozentuale Abfall des arteriellen Mitteldruckes bei starr frequenten Schrittmachern im Mittel 2,6%. Schwierigkeiten innerhalb der orthostatischen Regulation traten jedoch erst bei zusätzlicher medikamentöser Therapie ein.

Chronische Lungenerkrankungen wie Asthma, Lungenemphysem und Pulmonalsklerose können mit einer Drucksenkung einhergehen. Ausführliche Darstellung bei WOLLHEIM und MÖLLER (1960).

2.8 Orthostatische Regulation und Alkohol

Die Kreislaufregulationsprüfung mit Hocktest und Kipptisch (RIEK-
kert et al., 1968) zeigt, daß sich nach akutem Alkoholgenuß im Mittel die Ergebnisse im Vergleich zu den Kontrollwerten nicht signifikant änderten. Bezogen auf die Einzelperson waren in der Anstiegsphase zu 1,1‰ Alkohol erhebliche Wirkungen festzustellen, wobei
der Alkohol auf die Regulationsfähigkeit sowohl hemmend (22 Personen) als auch stimulierend (16 Personen) wirkte. Abbildung 30
zeigt als Beispiel einen Versuch, bei dem die Regulation auf eine
orthostatische Belastung durch Alkohol verbessert wurde. Der individuell sehr verschiedene Einfluß des Alkohols auf den Ausfall der
orthostatischen Belastungsprüfung kann durch die biphasische Wirkung des Alkohols auf das Zentralnervensystem erklärt werden. Bei
niedriger Dosierung wird das Gehirn aktiviert, bei höherer gehemmt
(HADJI-DIM et al., 1968). Da die Anstiegsgeschwindigkeit des alko-
holischen Blutspiegels individuell verschieden ist (WIDMARK, 1932;
MALLACH, 1966), kann bei einem Teil der Probanden die Kreislaufregulation noch stimuliert, bei einem anderen Teil jedoch schon
gehemmt werden. Außer der Anstiegsgeschwindigkeit spielt bei der
individuellen Reaktion auf Alkohol sicher auch die physische und
psychische Ausgangslage eine Rolle (WILDER, 1936). Die Untersuchungen zeigen, daß keine allgemeingültige Aussage für die Reaktion eines Menschen innerhalb der Kreislaufregulation auf Alkoholgenuß abgeleitet werden kann. Eine bestehende Dysregulation
könnte sogar verstärkt werden. Die Gefahr eines Kreislaufversagens
nach Alkoholgenuß ist jedoch im Bereich bis 1,1‰ gering. Untersuchungen von GRÜNER und SATTLER (1958) demonstrierten, daß sich
in der Orthostase und nachfolgendem Liegen der Blutalkoholspiegel
deutlich verändert. Bei 9 von 14 Versuchspersonen stieg nach einer
Stehperiode die Blutalkoholkonzentration im Liegen sofort und in
einem Fall mit einer Verzögerung von 5 min an. Diese Abweichung
vom üblichen Verlauf der Konzentrationskurve ist Folge der orthostatisch bedingten Blut- und Wasserverschiebung mit Verkleinerung
des zirkulierenden Blutvolumens. Durch eine erhöhte Filtrationsrate
im kaudalen Bereich kommt es zu einer vermehrten extravasalen
Flüssigkeitsansammlung. Sie enthält Alkohol, der im Gegensatz zum

Gehalt des zirkulierenden Blutvolumens durch die Abbaurate nicht geringer wird. Nach dem Hinlegen vermindert sich der Venendruck und ein Teil des Alkohol enthaltenden Gewebswassers flutet wieder in den Kreislauf zurück. Dadurch steigt die Blutalkoholkurve wieder an. Dies muß auch bei einer forensischen Betrachtung des Blutalkoholspiegels beachtet werden. Hohe Alkoholkonzentrationen wirken depressiv auf die Kreislaufregulation. Chronischer Alkoholabusus kann Kreislaufstörungen hervorrufen.

2.9 Medikamentös induzierte orthostatische Dysregulationen

Zahlreiche Medikamente können den Regelkreis des Blutdruckes beträchtlich stören. Ihre Angriffspunkte liegen sowohl im Regelzentrum selbst als auch in den afferenten und efferenten Bahnen des vegetativen Nervensystems. Alle gefäßerweiternden Medikamente, wie z. B. blutdrucksenkende Pharmaka und zentral dämpfende Präparate (Psychopharmaka), können orthostatische Dysregulationen hervorrufen oder verstärken.

Psychopharmaka sind chemische Verbindungen, die in die Regulation zentralnervöser Funktionen eingreifen und seelische Abläufe modifizieren (COPER, 1977). Hierzu gehören die Neuroleptika mit Dämpfung der emotionellen Erregbarkeit und einer Verminderung des Antriebs, die Antidepressiva mit Steigerung des Antriebs und die Tranquillantien mit vorwiegend dämpfender Wirkung auf die Psyche. Nach HOLLSTEIN (1975) führt jede neuroleptische Therapie zu Kreislaufstörungen. Eines der ersten Medikamente, die das neue Zeitalter der Psychopharmaka einleiteten, war das Chlorpromazin. Seiner Behandlung folgten oft orthostatische Dysregulationen. Ursächlich steht hier vor allem die α-sympathikolytische Wirkung im Vordergrund. Dadurch wird eines der wesentlichen Stellglieder, die Tonuserhöhung der glatten Gefäßmuskulatur nach dem Aufstehen, inaktiviert. DI NICOLA und SICARD (1975) führen die orthostatischen Kreislaufstörungen jedoch auf einen Hypothyreoidismus mit vermindertem Grundumsatz und begleitender Hypotonie zurück. Neben den peripheren Mechanismen beeinflussen die neuroleptisch wirkenden

Phenothiazinderivate vor allem auch das Kreislaufregulationszentrum. Auch eine Verminderung der Aktivität der γ-Motoneuronen mit Veränderung des Muskeltonus wird diskutiert. Nach FEER (1973) führen die stark dämpfenden Neuroleptika zu einer Kollapsneigung, besonders in der Orthostase. Andererseits vermögen sie jedoch durch die günstige Wirkung auf die Psychose und die Angst die Kreislaufverhältnisse wieder zu verbessern. Kreislaufstörungen im Verlauf einer neuroleptischen Therapie sind nicht notwendig. Sie können sogar durch eine Dosiserhöhung verbessert werden. Auf Neuroleptika reagieren Patienten mit einem leptosomen asthenischen Körpertyp und einem orthostatischen Syndrom nicht unbedingt mit einer stärkeren orthostatischen Kollapsneigung als Patienten, die sich in einem stabilen Kreislaufzustand befinden. Man könnte auch nach FEER (1973) erwarten, daß Patienten, denen während eines akuten schizophrenen Schubs hohe Dosen von Neuroleptika verabreicht werden müssen, an schweren Krreislaufstörungen leiden würden. Sie können zwar kollabieren, jedoch nicht häufiger als primär Kreislaufgesunde. Offenbar kann durch andere Wirkungen der Neuroleptika, wie z. B. die Beseitigung der psychotischen Angst, der Kreislauf auch stabilisiert werden, so daß die Neigung zu hypotonen Reaktionen wieder geringer wird. Im Gegensatz zu BOJANOVSKI und TÖLLE (1974) schätzt FEER die Möglichkeit eines orthostatischen Kollapses während der Therapie mit trizyklischen Antidepressiva geringer ein. Bei diesen Präparaten kommt es zu einer Tachykardie, die durch die anticholinerge und auch hypotone Wirkung der Substanz bedingt ist. BOJANOVSKI und TÖLLE (1974) weisen vor allem auf den starken Abfall des Blutdruckes nach dem Aufstehen unter Amitryptilin-Medikation hin. Unter trizyklischen Antidepressiva kann es trotz der Stimulierung des sympathischen Systems und der Potenzierung von Wirkungen der Katecholamine vor allem bei höherer Dosierung zu sympathikolytischen Effekten kommen (COPER, 1977).

Insgesamt sind Kreislaufstörungen in der Psychiatrie häufig. Entscheidend ist auch die Verarbeitung einer solchen Kreislaufstörung. Teilweise wird sie von Patienten nur gering aufgenommen und stört wenig, andererseits werden solche Dysregulationen von Patienten neurotisch verarbeitet und wirken sich in einem psychovegetativen Syndrom (Neurasthenie usw.) aus.

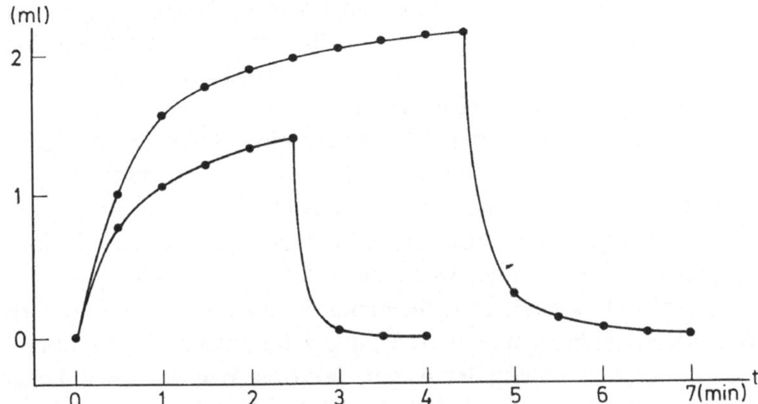

Abb. 37. Erhöhtes Venenpooling unter 10 mg Diazepam. Die plethysmographische Volumenregistrierung am Unterschenkel bei einem Staudruck von 60 mm Hg zeigt unter Diazepam (*obere Kurve*) einen beträchtlich höheren Anstieg als im Kontrollexperiment. Dieses erhöhte Venenpooling kann zu einer orthostatischen Labilität führen

Die dritte Gruppe sind die Tranquillantien, denen primär keine direkte Wirkung auf das vegetative Nervensystem zugeschrieben wird. Indikationen für Tranqullantien sind nach COPER (1977) Störungen vegetativer Regulationssysteme, Schalflosigkeit sowie Angst- und Spannungszustände. Zahlreiche Patienten klagen innerhalb einer Therapie über orthostatische Beschwerden. So führt z. B. Diazepam zu einem erhöhten Venenpooling und kann dadurch die Dysregulation auslösen (Abb. 37).

Eine weitere Präparategruppe, die orthostatische Dysregulationen verstärken kann, sind die Antihypertonika. Sie senken den peripheren Gefäßwiderstand, so daß es zu orthostatischer Labilität kommen kann. Nach SKARVAN (1973) können α-Sympathikolytika, Ganglienblocker und L-Dopa reversible Kreislaufstörungen hervorrufen. Guanacline führen jedoch zu irreversiblen Kreislaufstörungen. KIESEWETTER und RUFFERT (1971) beschreiben schwerste therapieresistente Hypotonien unter Guanidinderivaten. Der Hauptangriffspunkt dieser Präparate liegt an den postganglionären adrenergen Neuronen, wo die Freisetzung blutdrucksteigernder Katecholamine gehemmt wird. SAMEC et al. (1970) beschreiben den Fall einer 61jährigen Patientin, bei der es unter einer solchen Behandlung zu einer unbeeinflußbaren, persistierenden orthostatischen Hypotonie kam. Bei einem unbeachteten Aufstehen aus dem Bett führte ein orthostatischer Kollaps zum Exitus letalis.

CAMANNI et al. (1975) berichteten über eine Hypotension während einer Angiotensinblockade. Diese Blockierung war notwendig geworden, da während einer Hypertoniebehandlung kein anderes Medikament ansprach. Der Blutdruck fiel hierbei im Stehen steil ab, im Liegen war er jedoch nur wenig beeinflußt.

Alle gefäßdilatierenden Medikamente können als Störgröße in den Blutdruckregelkreis eingreifen. Hierzu gehören auch die Nitropräparate in der Behandlung der Angina pectoris. Wie oben schon angeführt, zeigten VOGEL et al. (1977), daß bei starr frequenten Schrittmachern der Blutdruck im Stehen um 23% mit Nitropräparaten gegenüber 2% im Leerversuch abfiel.

Medikamente wie Saluretika mit Hypokaliämien und Hypovolämien können eine orthostatische Dysregulation hervorrufen.

3 Therapie orthostatischer Dysregulationen

3.1 Physikalische Therapie

Die physikalische Therapie versucht, innerhalb der Kreislaufregulation den Blutdruck an Störgrößen zu adaptieren und die Labilität des Kreislaufes zu vermindern. Hierbei spielt die psychische Führung des Patienten eine entscheidende Rolle. DELIUS (1969) spricht von einem Selbstverständnis des Leidensdruckes, das unter Anleitung zur Selbsthilfe zu fördern ist. Dazu gehören Hautbürstungen und Hydrotherapie. Wechselduschen, Schwimmen, isometrisches Training, Klimakuren und Dauerläufe können als Basistherapie der orthostatischen Regulationsstörungen vorgeschlagen werden.
Der Sport ist in den letzten Jahren als kuratives und präkuratives Moment immer mehr in den Vordergrund gerückt. Vor allem in bezug auf die Erkrankungen des Herz-Kreislauf-Systems kann der Sport die Risikofaktoren entscheidend vermindern. Bevor wir uns jedoch mit den therapeutischen Möglichkeiten im Sport auseinandersetzen, müssen wir uns fragen, wie der Kreislauf im Sport reagiert und welche Probleme sich bei orthostatisch Dysregulierten durch sportliche Aktivität ergeben können.
Während einer sportlichen Belastung kommt es zu einer Zunahme der Herzleistung mit Erhöhung der Herzfrequenz und des Herzzeitvolumens, zu einer Steigerung des Sauerstoffverbrauchs und des Stoffwechsels, zu einer Aktivierung der Muskelpumpe und zu Veränderungen in den Widerstandsgebieten. Durch den erhöhten Sympathikotonus nimmt der Venentonus während sportlicher Belastung zu (WITZLEB, 1974). Während die aktive Muskulatur durch lokal chemische Prozesse optimal durchblutet wird, kommt es zu einer kollatera-

len Vasokonstriktion der nicht aktivierten Organsysteme, u. a. der Haut, so daß das Blutzeitvolumen der aktiven Muskulatur zur Verfügung steht. Dies ändert sich bei heißem Wetter, wenn sich die Hautgefäße regulatorisch erweitern müssen. Dadurch verschlechtert sich die gesamte Kreislaufsituation.

Untersuchungen von ROST (1975) demonstrierten die Blutdruckänderungen bei körperlicher Belastung. Bei einem Ausgangsblutdruck von 143/78 stieg der Blutdruck im Mittel beim Gehen (5 km/Std) auf 159/75, bei 10 km/Std auf 174/78 und 15 km/Std auf 180/78 mm Hg an. In sitzender Haltung beim Fahrradfahren betrug der Blutdruck bei 30 W 139/78 und stieg bei 150 W auf 160/86 und bei 190 W auf 184/92 mm Hg an. Insgesamt zeigen die Untersuchungen von ROST (1975) beim Gehen und Laufen einen steigenden systolischen Druck mit gleichbleibendem oder fallendem diastolischem Druck und bei allen anderen Sportarten einen steigenden systolischen und mäßig erhöhten diastolischen Blutdruck. Der diastolische Druck steigt beim Schwimmen und vor allem bei isometrischen Kontraktionen. So steigt z. B. der Blutdruck bei dynamischer Handgriffarbeit von 135/84 auf 173/109 mm Hg an. Beim Expandertraining war das Druckverhalten in Ruhe 129/66 und bei Belastung 196/105 mm Hg.

Bleibt der Sporttreibende nach der Belastung stehen, so wird die gesamte Aktivierung jäh unterbrochen. Es kommt zu einem akuten Venenpooling bei hoher kaudaler Durchblutung. Der Zirkulation wird rasch ein bestimmtes Blutvolumen entzogen, so daß Kollapszustände unmittelbar nach einer sportlichen Belastung vorkommen können. Abbildung 38 zeigt die rasche Füllungsphase des kaudalen Venensystems nach einer sportlichen Leistung. Aufgrund dieses Venenpoolings dürfen z. B. Siegerehrungen direkt nach sportlichen Wettkämpfen nicht durchgeführt werden. Daß auch psychische Reaktionen nach dem Sport eine Rolle spielen, zeigte der Kollaps des Weitspringers Bob Beaman nach seinem sensationellen 8,90-m-Sprung bei den Olympischen Spielen 1968 in Mexiko. Er kollabierte erst, als ihm ein Mannschaftskamerad die Anzeigetafel, die in Metern angegeben war, in Feet übersetzte und er erst dadurch das Unglaubliche seines Siegessprungs begriff (JOKL, 1971).

Spitzensportliche Aktivitäten können nach STEGEMANN (1976) die Kreislaufregulation verschlechtern. Er zeigte, daß die Blutdruckcha-

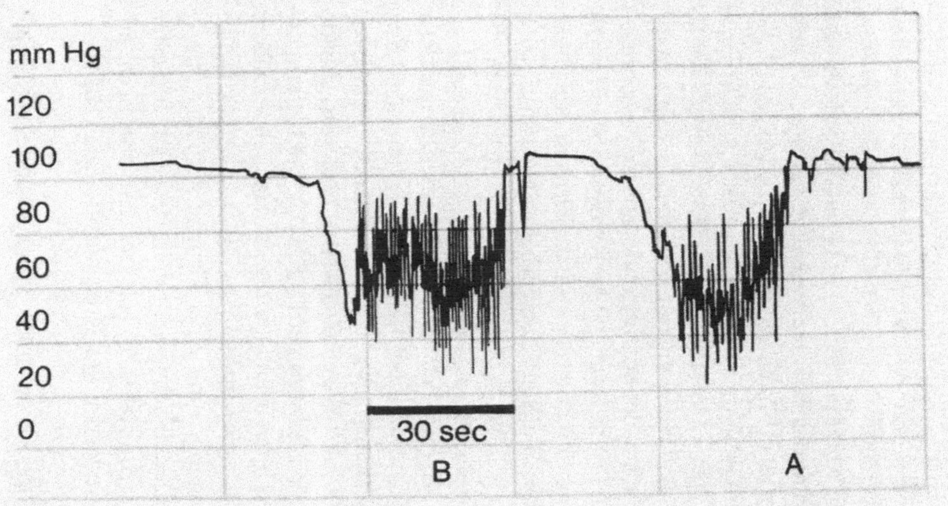

Abb. 38. Verlauf des Venendruckes beim Gehen (A) und raschem Lauf im Gelände (B). Der Venendruck wurde in einer Vene des Fußrückens registriert und telemetrisch übertragen. Die Kurve beginnt *rechts* und zeigt im Gehen einen steileren Abfall als im Laufen. Die Muskelpumpe wird durch das rasche Laufen und die kurze diastolische Füllungszeit insuffizient. Wiederauffüllen des Venensystems nach ruhigem Stehenbleiben. Der Anstieg des Venendruckes ist nach dem Laufen sehr viel steiler als nach ruhigem Gehen aufgrund der erhöhten Durchblutung. Durch die rasche Druckzunahme wird der Zirkulation akut ein erhöhtes Blutvolumen entzogen, so daß es nach einer sportlichen Belastung zum orthostatischen Kollaps kommen kann

rakteristik des Trainierten gegenüber dem Untrainierten durch eine geringere Empfindlichkeit des Karotissinus geprägt wird. Dies bedeutet, daß die Druckrezeptoren durch einen intensiven Leistungssport unempfindlicher werden.

RIECKERT (1972) und de MARÉES et al. (1974) fanden jedoch, daß mäßige sportliche Aktivität das Kreislaufverhalten verbessern kann. So konnten de MARÉES et al. (1974) nach einer mehrwöchigen Liegephase und nachfolgendem Dauerlauftraining die orthostatische Toleranz deutlich steigern. Eigene Untersuchungen (RIECKERT, 1972) an Schulklassen zeigten, daß Kinder mit einer täglichen Sportstunde sowohl in der Früh- als auch in der Spätregulationsphase besser regulierten. Verfolgt man die Frühregulation von Kindern, die ein regelmäßiges Schwimmtraining durchführen, so ist nach dem Aufstehen der Druckabfall gegenüber Gleichaltrigen geringer. Ursächlich spielt die Möglichkeit, primär ein höheres Schlagvolumen auszuwerfen, die entscheidende Rolle. Die periphere Antwort war jedoch bei den trainierten Schwimmern im Kippversuch ebenfalls besser. Der arterielle Einstrom in die untere Extremität betrug bei den Trainierten $4,8 \pm 0,8$ ml/min $\cdot$ $100\,\mathrm{cm}^3$ Weichteilgewebe und bei den Untrainierten $6,9 \pm 0,9$ ml/min $\cdot$ $100\,\mathrm{cm}^3$ Weichteilgewebe. Das versackende Blutvolumen betrug bei den Schwimmern $1,8 \pm 0,3$, bei Untrainierten $2,1 \pm 0,3$ ml. Diese Untersuchungen regten dazu an, vor allem das Schwimmen in der Therapie orthostatisch Dysregulierter zu empfehlen. Neuere Untersuchungen mit einer Gruppe gesunder Sportstudenten, mit einem gezielten Schwimmtraining über ein Semester dreimal pro Woche die orthostatische Toleranz zu verbessern, erbrachten jedoch keine Änderung der Kreislaufsituation (RIECHELMANN, 1977).

Das Schwimmen bietet jedoch optimale Möglichkeiten, die Belastung individuell nach dem Leistungsvermögen zu dosieren. Die schwimmsportliche Aktivität sollte jedoch nicht zu lange ausgedehnt werden, da sich das Blutvolumen bei längerer Wasserimmersion verändert. Duch den hydrostatischen Druck des Wassers kommt es zu einer Druckdifferenz zwischen Thoraxraum (bei Atmung über Wasser herrscht im Thoraxbereich atmosphärischer Luftdruck) und den im Wasser befindlichen Körperpartien, so daß bis zu 700 ml Blut in den Brustraum gedrückt werden können. Nach GAUER und LANGE (1974) nimmt z. B. das Herzvolumen beim Stehen im Wasser um

200 ml zu. Dadurch wird der von GAUER und HENRY (1956) beschriebene Volumenreflex aktiviert. Über die Blockierung des antidiuretischen Hormons nimmt die Diurese zu, das Blutvolumen ab. Dies kann eine orthostatische Dysregulation verstärken. STEGEMANN (1976) zeigte, daß nach 6stündiger Wasserimmersion bei indifferenter Temperatur alle von ihm untersuchten Leistungssportler und ein Teil der Untrainierten kollabierten. In der Empfehlung des Schwimmens, das vor allem wegen des Wechsels von kaltem und warmem Wasser zur Mobilisierung der Kreislaufregulation empfohlen wird, muß diese Verminderung des Blutvolumens berücksichtigt werden. Je nach Trainingszustand wird deshalb ein Schwimmen von primär 200 m bis Steigerungen auf 500 m empfohlen. Nach dem Schwimmen sollte Gelegenheit vorhanden sein, ausreichend Flüssigkeit aufzunehmen.

Zur Kreislaufmobilisierung eignet sich der Dauerlauf.

Wie beim Schwimmen sollten leistungsorientierte Intensitäten vermieden werden. Nach HOLLMANN und HETTINGER (1976) wird eine Belastung mit einer Herzfrequenz zwischen 130 und 150 Schlägen/min empfohlen. Bei einem 50jährigen sollte eine Mindesherzfrequenz von 180 – Lebensalter erreicht werden. Ein guter Trainingseffekt wird erreicht bei einer täglichen aktiven Phase von 10 min Dauer. Dies entspricht einer Trainingsdauer von dreimal 30 min/Woche oder zweimal 60 min/Woche. In der ärztlichen Praxis sollte unbedingt der Hinweis auf ein Auslaufen nach einer sportlichen Belastung erfolgen. Dies gilt genauso bei einem Training oder bei einer Untersuchung auf dem Fahrradergometer. Betrachtet man den Erholungsverlauf der Herzfrequenz mit gleichzeitiger orthostatischer Regulation, so zeigt sich, daß der Erholungsverlauf der Herzfrequenz akut gebremst wird, um den Blutdruckabfall zu kompensieren (Abb. 39).

Der Erfolg mit Sport als Therapie darf nicht überbewertet werden. Untersuchungen aus dem eigenen Arbeitskreis (RIECHELMANN, 1977; MERCKENS, 1977) zeigen, daß ein gezieltes sportliches Training bei gesunden Studenten mit Schwimmen, Turnen und Schnorcheltauchen das Blutdruckverhalten am Kipptisch nicht signifikant veränderte. Nur die kaudale Blutfülle ist nach einem Schwimmprogramm vermindert. Kein Zweifel besteht jedoch, daß die Kreislaufregulation nach einer längeren Immobilisation durch Sport verbessert wird. Bei

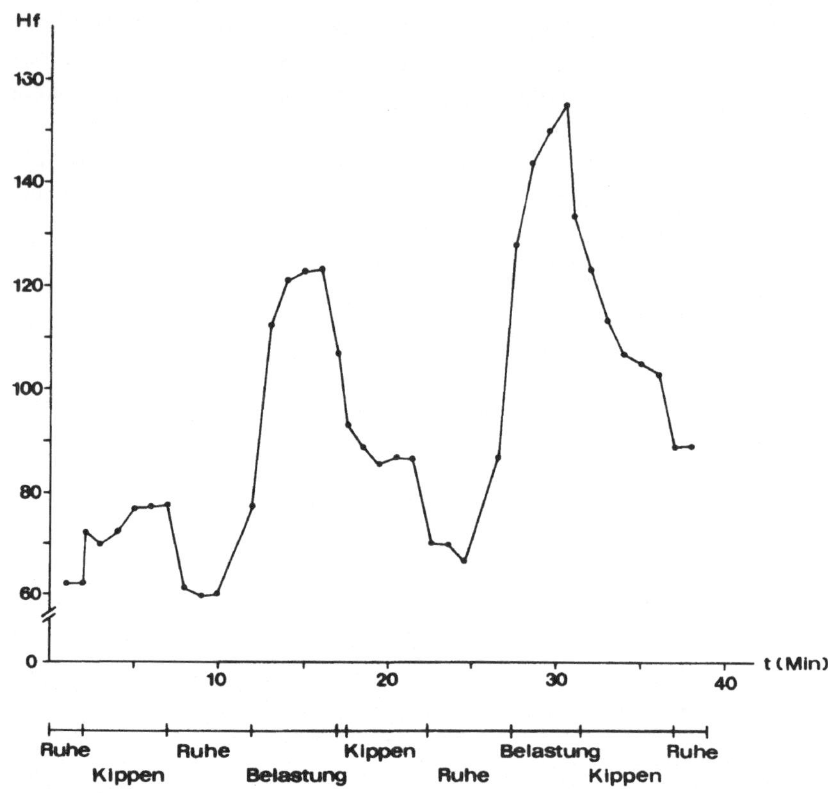

Abb. 39. Verlauf der Herzfrequenz beim Kippen in die Senkrechte direkt nach einer sportlichen Leistung. Die Kurve zeigt Mittelwerte von 12 kreislaufgesunden Versuchspersonen im Alter zwischen 23 und 30 Jahren (RIECHELMANN, 1977). Die Belastung betrug liegend am Fahrradergometer nach der 10. min 1,5 W/kg Körpergewicht und nach der 25. min 2 W/kg Körpergewicht. Man erkennt deutlich den gebremsten Verlauf der Erholungsphase innerhalb der Herzfrequenz durch die Kippreaktion

„aktiven" Menschen ist der Erfolg eines sportlichen Trainings innerhalb des Orthostasesyndroms mäßig.

Zahlreiche Autoren empfehlen neben dem dynamischen ein statisches Training, um den Muskeltonus zu aktivieren. Dies ist vor allem in der Rehabilitationsphase während und nach einem Krankenlager notwendig. Das isometrische Training hat den Vorteil, daß es bei geringer Trainingsintensität und Dauer erfolgreich ist und auf kleinstem Raum durchgeführt werden kann. Empfohlen werden Muskelkontraktionen von 50–70% der Maximalkraft über 6–10 s Dauer (HOLLMANN u. HETTINGER, 1976). Dadurch nimmt die Muskelkraft signifikant zu.

In der ärztlichen Praxis wird immer wieder die Frage nach der Sauna gestellt. Bei hypotonen Patienten muß die Indikation zu einem Saunagang individuell gestellt werden. In der Sauna kommt es zu einem erhöhten Sympathikotonus, zu einer Erhöhung der Herzfrequenz, zu mäßigen Steigerungen des Herzzeitvolumens und des Blutdruckes. Dieser Kreislaufstimulation stehen die erhöhte Hautdurchblutung, der Schweiß-, Flüssigkeits- und Salzverlust entgegen. Beim Aufstehen in der Sauna kommt es zu einem akuten Druckabfall mit Erhöhung der Herzfrequenz. Abbildung 40 zeigt den Abfall der dikroten Welle und den Verlauf der Herzfrequenz beim Aufstehen in der Sauna. Dies kann beim Dysregulierten zu einem akuten orthostatischen Kollaps führen. Die gesamte Kreislaufsituation verbessert sich sofort beim kalten Duschen. Die Empfehlung des Arztes sollte den Patient aufklären, daß es ihm nach dem Aufstehen „schwindelig" werden könnte und er mit raschen Schritten zum kalten Abguß gehen sollte. Das Wissen um die Banalität der subjektiven Beschwerden nach dem Aufstehen schaltet Angstreaktionen des Patienten aus. Zusammenfassend kann die Sauna als Therapie einer orthostatischen Dysregulation nicht empfohlen werden. Sie sollte jedoch bei dem Bestehen einer Störung nicht unbedingt verboten werden, da die physikalischen Maßnahmen, die Aktivierung der Muskelpumpe und kalte Abgüsse, das Beschwerdebild sofort ändern.

Zu den allgemeinen Maßnahmen bei einer Kreislaufstörung gehören auch die Eßgewohnheiten. CAESAR (1978) empfiehlt mehrere kleinere Mahlzeiten täglich und die Zulage von 2–3 g Kochsalz täglich. Ausgeschlossen ist natürlich eine manifeste Herzinsuffizienz. Darüber hinaus sollte auf die Vermeidung von Genußgiften wie Nikotin, Kaffee, Tee und Alkohol in größeren Mengen hingewiesen werden. Kuraufenthalte sollten nach CAESAR (1978) in einem sog. Reizklima an der See oder auch in mittleren Lagen des Hochgebirges empfohlen werden.

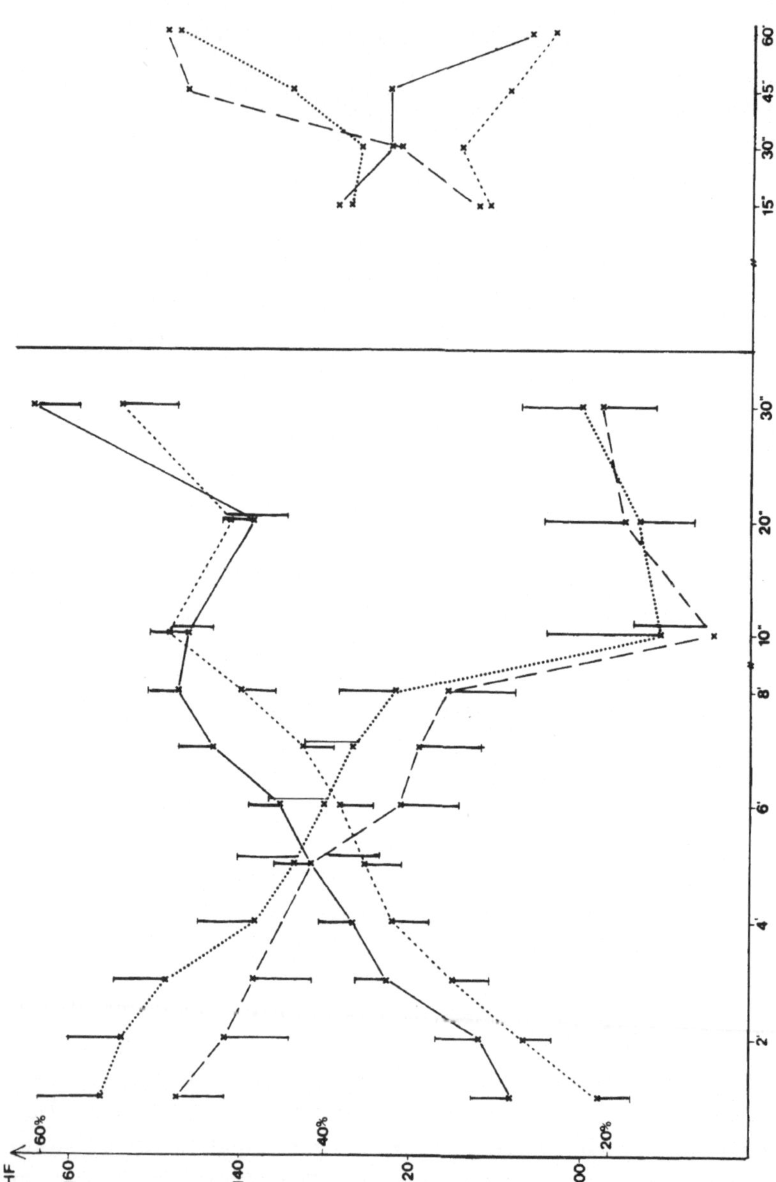

Abb. 40. Kreislaufregulation in der Sauna. An 12 kreislaufgesunden Versuchspersonen zwischen 20 und 30 Jahren wurden Herzfrequenz und Höhe der dikroten Welle einer Daumenpulskurve in Relation zur Gesamtamplitude

3.2 Medikamentöse Therapie

Die medikamentöse Therapie im Bereich der orthostatischen Anpassungsstörung richtet sich gegen den drohenden Blutdruckabfall. Die Angriffspunkte können praktisch alle Faktoren, die letzten Endes den Blutdruck bestimmen, betreffen:
- Blutvolumen
- Herzdynamik
- Peripherer Gefäßwiderstand
- Regelzentrum.

Die Therapie sollte pathogenetisch ausgerichtet werden.

Die Störgröße in der Orthostase ist die hydrostatische Druckänderung und die damit verbundene *Volumenverschiebung*. Verkleinern wir medikamentös die Venenkapazität über eine Tonuszunahme der venösen Gefäßwand, so vermindert sich die kaudale Blutfülle, der Zirkulation wird weniger Blut entzogen und der „steady state" im Venenpool wird eher erreicht. Der Regler vermag die jetzt kleinere Störgröße besser zu eliminieren.

Wichtig ist auch hier die Ausgangslage. Bei einem verminderten Gesamtblutvolumen nach längerem Krankenlager können schon kleine Volumenverschiebungen zur Blutdruckkatastrophe führen. Ein Stellglied innerhalb der Volumenregulation ist die Niere.

Durch die Änderung der *Herzdynamik* paßt der Organismus den Blutdruck an die Erfordernisse verschiedener Lebenssituationen an. Bei überschießender Reaktion muß die inotrope und chronotrope

---

Abb. 40 (Fortsetzung)
beim Aufstehen in der Sauna registriert. In der Abszisse Zeit des Saunaganges in Minuten. Die Herzfrequenz steigt bis zur 8. min kontinuierlich an. *Gestrichelte Linie* 1. Saunagang; *durchgezogene Linie* 2. Saunagang. Nach dem Aufstehen (10 s) im 1. Gang mäßiger Frequenzanstieg, im 2. Gang Frequenzabfall. Nach 20 s weiterer Frequenzabfall, dann steiler Frequenzanstieg. In der Sauna fällt die dikrote Welle kontinuierlich ab. *Obere Kurve* 1. Saunagang; *untere Kurve (gestrichelt)* 2. Saunagang. Die Reaktion des Kreislaufes ist im 2. Saunagang schlechter. Nach dem Aufstehen steiler Abfall der dikroten Welle. Nur geringe Erholungsphase bis zur 30. Sekunde. *Rechtes Bild* gleiche Kreislaufgrößen nach dem kalten Duschen: Abfall der Herzfrequenz und Anstieg der dikroten Welle. Die Kreislaufsituation hat sich akut verbessert

Wirkung gebremst, bei nachlassender Dynamik unter einem erhöhten Vagotonus entsprechend einer vasovagalen Synkope aktiviert werden.

Ein weiterer Ansatzpunkt ist der *periphere Gefäßwiderstand*. Durch Erhöhung des Vasokonstriktorentonus wird die Geschwindigkeit des arteriellen Einstroms in die untere Extremität geringer, der Regler hat Zeit sich zu adaptieren. Der systolische und diastolische Druck steigen bei zunehmendem peripherem Gefäßwiderstand an. Dadurch spielt sich die gesamte Regelung innerhalb des Orthostasevorganges auf einem erhöhten Niveau ab. Die Bandbreite des Reglers wird größer.

Ein Parameter innerhalb der Fehlregulation ist das *Regelzentrum* selbst. Afferente Überreizung und Labilität des Reglers können therapeutisch gedämpft werden.

Eine sinnvolle Therapie innerhalb des Krankheitsbildes orthostatischer Dysregulation ist eine Verminderung der Störgröße: kaudale Blutfülle. Reicht dieser therapeutische Ansatz nicht aus, muß durch Testverfahren der spezifische Fehler innerhalb der Druckregulation ermittelt werden, um ihn durch gezielte medikamentöse Behandlung zu eliminieren. Je nach Pathogenese kann eine solche Therapie den Regler aktivieren oder hemmen. Dadurch wird es verständlich, daß bei einem Teil der Patienten bestimmte Präparate eine orthostatische Dysregulation auslösen, bei einem anderen Teil jedoch zur Therapie eines symptomatisch gleich aussehenden Krankheitsbildes angewandt werden. Hierzu gehört z. B. das Coffein.

Im einzelnen können folgende Stoffgruppen angewandt werden:

1. Hydrierte Mutterkornalkaloide
2. Sympathikomimetika
3. Mineralokortikoide
4. Verschiedene Stoffe, deren Anwendungsbereiche begrenzt sind, wie β-Rezeptorenblocker, Atropin, L-Dopa, Monoaminoxidasehemmer, Analeptika, zentral dämpfende Medikamente und Sexualhormone.

3.2.1 Hydrierte Mutterkornalkaloide

Die hydrierten Mutterkornalkaloide, wie das Dihydroergotamin, sind die Therapie der Wahl bei einer orthostatischen Dysregulation. Man kann diese Therapie wirklich kausal nennen, da sie direkt an der Störgröße, dem Venenpool, angreift. Das Dihydroergotamin hat innerhalb therapeutischer Dosierung praktisch eine spezifisch konstriktorische Wirkung auf die kapazitiven Gefäße, ohne daß der totale periphere Widerstand oder die Herzfrequenz wesentlich beeinflußt werden (ECHT, u. LANGE, 1974). Dieser konstriktorische Effekt im Bereich der Venen ist auf eine Stimulation der α-Rezeptoren zurückzuführen (STÜRMER, 1976). Didydroergotamin erreicht nur ca. 30% der Noradrenalinwirkung, die Wirkungsdauer ist jedoch sehr viel länger anhaltend. Im Gegensatz zu den nichthydrierten Ergotaminpräparaten, die schon bei geringer Konzentration zu einer Erhöhung des peripheren Widerstandes führen, löst die hydrierte Form erst in sehr hohen, therapeutisch nicht äquivalenten Dosen eine arterielle Vasokonstriktion aus.

Abbildung 41 zeigt in einer vergleichenden Studie von ECHT und LANGE (1974) die unterschiedliche Reaktion des Venentonus, des zentralen Venendruckes, des Blutdruckes, der Herzfrequenz und der peripheren Durchblutung auf Noradrenalin und Dihydroergotamin. Die von diesen Autoren gefundene Venentonisierung wurde am Menschen auch von RIECKERT und PAUSCHINGER (1967), RIECKERT (1972) und AELLIG (1976) bestätigt. Abbildung 42 zeigt die Verminderung des Grundvolumens und das geringere Venenpooling mit steigendem Venendruck unter Dihydroergotamin. Die arterielle Durchblutung war in einer Dosierung von 0,75–1 mg Dihydroergotamin nicht signifikant beeinflußt. Diese Verkleinerung des venösen Gefäßquerschnittes führt auch zu einer rascheren Umwälzrate im Venenpool. Nach eigenen Untersuchungen steigt unter intravenöser Injektion von 1 mg Dihydroergotamin die venöse Blutströmungsgeschwindigkeit zwischen Wade und Inguinalregion von 7 auf 10 cm/s an. Auf dieses Phänomen stützt sich die in der Thromboembolieprophylaxe eingeführte Therapie von Dihydroergotamin und „low dosis" – Heparin. Das Dihydroergotamin greift also direkt in die Störgröße der orthostatischen Regulation, d. h. in das Venenpooling ein und vermindert damit die der Zirkulation entzogene Blutmenge. Die

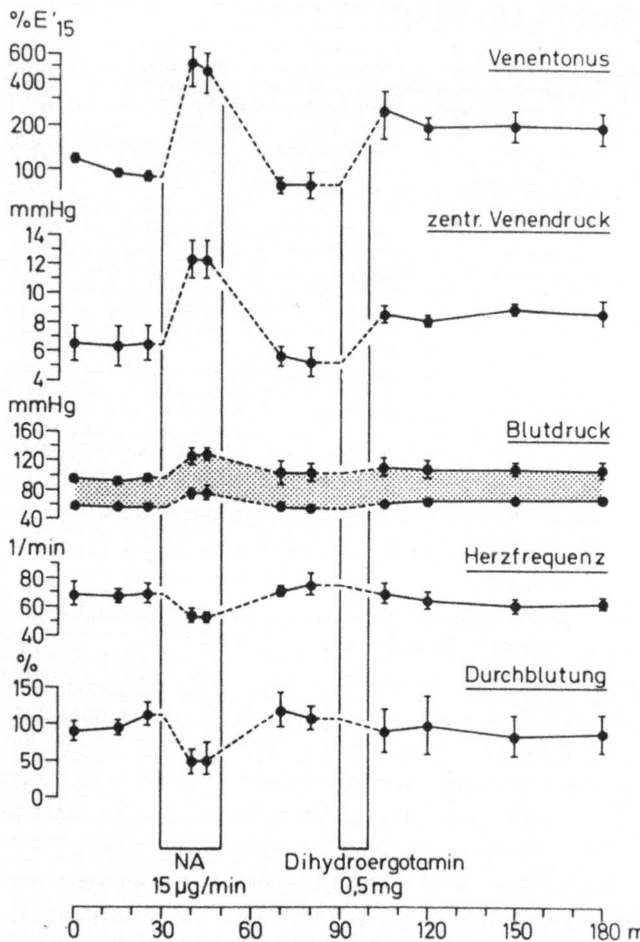

Abb. 41. Vergleichende Untersuchung an 9 kreislaufgesunden Versuchspersonen unter intravenöser Gabe von Noradrenalin (NA) und Dihydroergotamin. Die Noradrenalinwirkung auf den Venentonus ist stärker, jedoch in der Wirkungsdauer kürzer. (Nach ECHT u. LANGE, 1974)

Wirkung ist lang anhaltend, die Nebenwirkungen sind gering. Die von anderen Autoren beschriebene zentrale Sympathikolyse konnte in unseren Versuchen auch bei hoher Dosierung von 1 mg Dihydroergotamin i. v. nicht festgestellt werden (s. auch BERNSMEIER, 1954). Zahlreiche Autoren zeigten die Wirkung des Dihydroergotamins

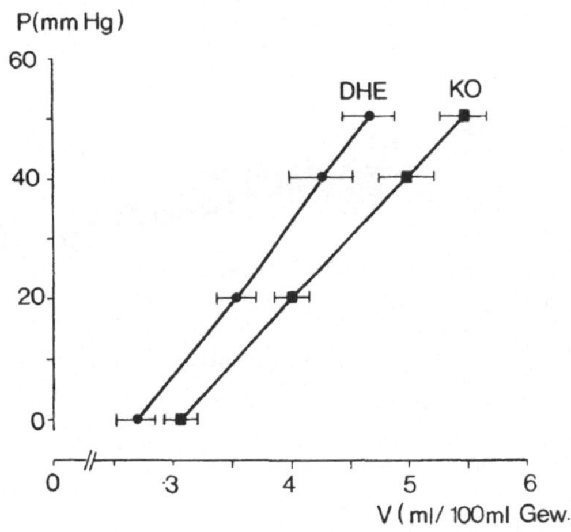

Abb. 42. Druck-Blutvolumen-Diagramm am Unterarm nach 0,75 mg Dihydroergotamin (DHE) i. v. bzw. Kontrolle (KO) Verminderung des Ausgangsvolumens und steilerer Anstieg der Druck-Volumen-Reaktion unter zunehmendem Venendruck. (Nach SCHNIZER et al., 1976)

auf den Kreislauf (u. a. BACHMANN, 1964 [Abb. 43]; LÜBKE, 1976; AELLIG, 1976; NUSSER u. DITTMAR, 1974; MAHR u. RÜTTGERS, 1967 [Abb. 44]). Interessant sind die Untersuchungen von LOHMANN et al. (1976), die unter Dihydroergotamin eine Verminderung der Plasma-Noradrenalinkonzentration im Stehversuch fanden. Das sympathische Nervensystem wird unter dieser Therapie in der Orthostase geringer beansprucht. Wegen der geringen Nebenwirkungen eignet sich diese Präparategruppe, um die durch Psychopharmaka und andere Medikamente hervorgerufenen Hypotonien zu behandeln. So fanden BOJANOVSKY und TÖLLE (1974) bei einer Dysregulation unter trizyklischen Antidepressiva – wie Amitriptylin – nach Dihydroergotamin eine signifikante Verbesserung der Kreislaufsituation mit Abfall der Herzfrequenz im Stehversuch und Ansteigen des systolischen Blutdruckes.

In der akuten Behandlung wirkt sich jedoch nachteilig aus, daß Dihydroergotamin oral primär hoch dosiert werden muß. So konnten de MARÉES et al. (1975) erst bei einer Dosis von 8 mg oral einen positiven Effekt nachweisen. Sie konnten jedoch nachweisen, daß sich Dihydroergotamin im Organismus akkumuliert, so daß nach einer

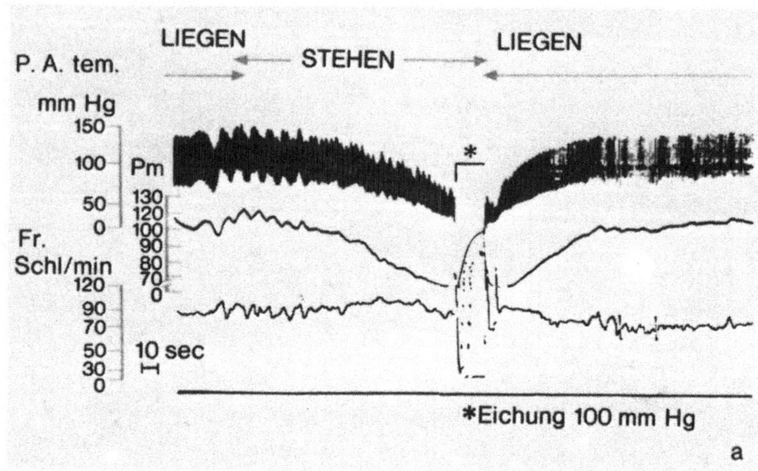

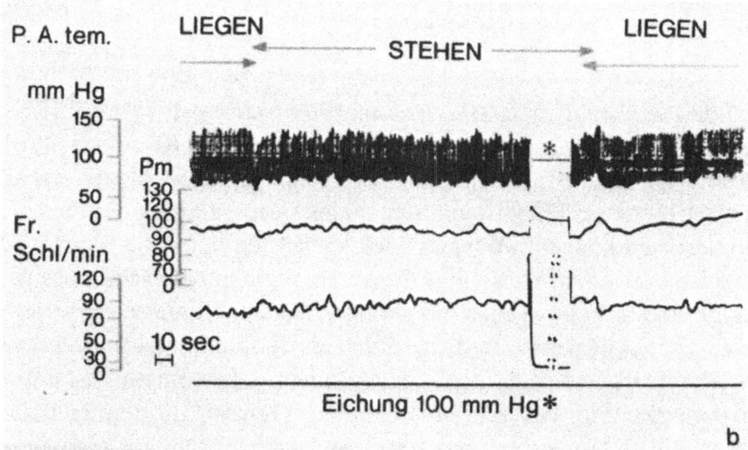

Abb. 43a u. b. Blutige Druckregistrierung in einer Studie von BACHMANN (1964) bei einem 30jährigen Patienten mit orthostatischem Kollaps (**a**) und nach Verabreichung von 2 mg Dihydroergotamin i. m. (**b**)

erhöhten Anfangsdosis auf eine geringere Dauerdosis übergegangen werden kann.

PROBST (1975) zeigte bei 60 Patienten innerhalb 5 Wochen einen signifikanten Rückgang der subjektiven und objektiven Befunde un-

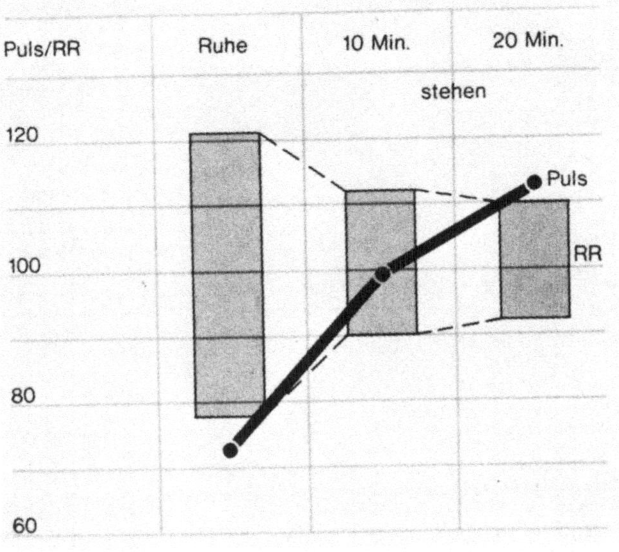

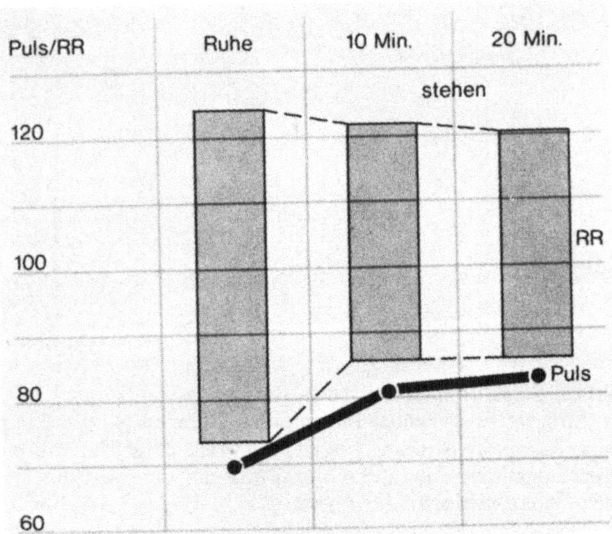

Abb. 44a u. b. Schellong-Stehversuch vor (**a**) und nach (**b**) Behandlung mit Dihydroergotamin. (Nach MAHR u. RÜTTGERS, 1967)

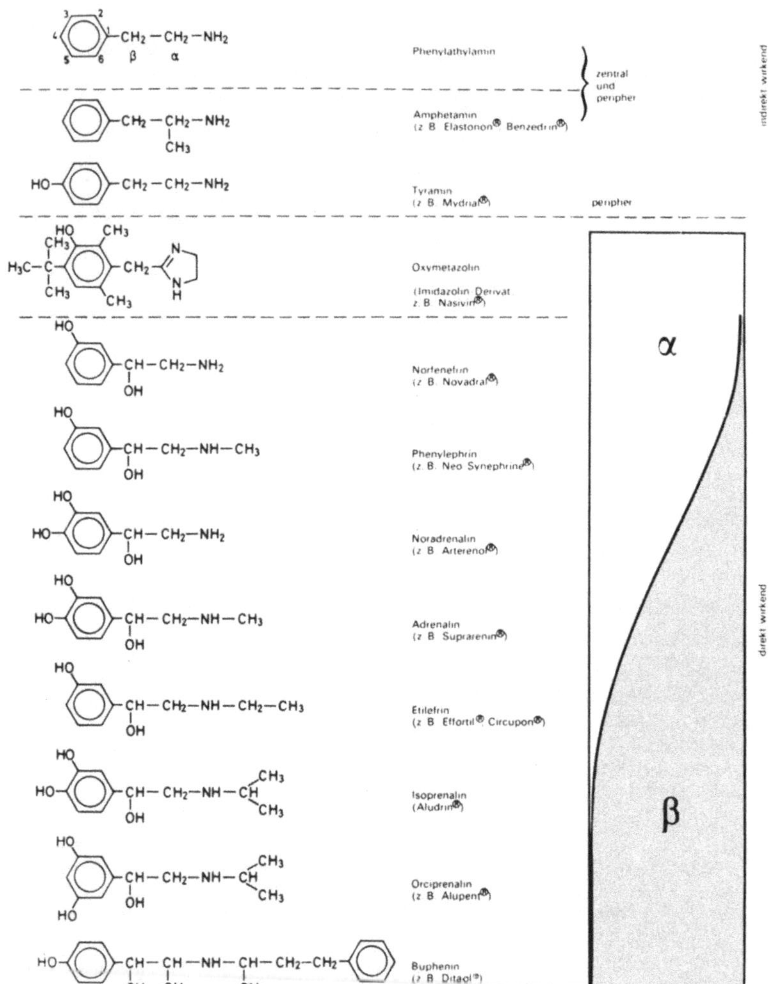

Abb. 45. Struktur- und Wirkungs-Beziehung von Sympathikomimetika und ihre Affinität zu α- und β-Rezeptoren. Während Norfenefrin praktisch nur eine α-Rezeptorenwirkung besitzt, zeigt sich unter Etilefrin eine α- und β-Rezeptorenstimulation und unter Buphenin eine selektive β-Stimulation. (Nach GROBECKER et al. aus FORTH et al., 1977)

ter oraler Medikation von Dihydroergotamin. Er verabreichte morgens 1 und abends 2 Tabletten Dihydergot forte entsprechend je 2,5 mg Dihydroergotamin. In der Erhaltungsdosis sollte auf morgens und abends je 1 Tablette übergegangen werden. In akuten Situationen empfehlen wir aufgrund der veränderten Resorptionslage 30–40 Tropfen.

3.2.2 Sympathikomimetika

Sympathikomimetika sind Stoffe, die den N. sympathicus über die Aktivierung seiner Rezeptoren stimulieren. Während Noradrenalin vorwiegend die α-Rezeptoren aktiviert, vermag Adrenalin die α-, β_1- und β_2-Rezeptoren zu stimulieren. Die Aktivierung der α-Rezeptoren kontrahiert die glatte Gefäßmuskulatur, diejenige der β_1-Rezeptoren verbessert die Herzleistung und die der β_2-Rezeptoren läßt die glatte Gefäßmuskulatur erschlaffen. Abbildung 45 zeigt die Wirkungsbeziehung der Sympathikomimetika. So haben Noradrenalinabkömmlinge wie z. B. das Norfenefrin eine rein α-stimulierende Wirkung, während sekundäre Amine wie Etilefrin eine kombinierte α- und β-mimetische Aktivität besitzen. Ein Problem der Phenylalkylamine sind die Resorptionsrate und die Bioverfügbarkeit bei oraler Medikation. Nach HENGSTMANN (1976) wird z. B. Etilefrin zu 100% resorbiert, die Bioverfügbarkeit ist 0,5, bei Norfenefrin ist die Resorptionsrate 66%, die Bioverfügbarkeit nur 0,03. Gersmeyer (1966) lehnte deshalb die orale Therapie von Norfenefrin ab, da es selbst in 20–40facher Überdosierung zu keiner Beeinflussung des Blutdruckes oder der Herzfrequenz führen würde. Demgegenüber stehen Arbeiten von BRAASCH et al. (1971) und STUHR (1971), die bei Erwachsenen bzw. Schulkindern eine signifikante Verbesserung hypotoner Kreislaufregulationsstörungen unter Norfenefrin erhielten. THULESIUS (1975) wies darauf hin, daß Sympathikomimetika mit α- und β-stimulierender Wirkung vor allem die Venendepots entleeren können. Es konnte nachgewiesen werden, daß der Quotient von α-/ β-Rezeptoren in den Widerstandsgefäßen der Skeletmuskulatur größer ist als in den Kapazitätsgefäßen (THULESIUS, 1975; KOBINGER, 1965). An isolierten menschlichen Hautvenen fehlen z. B. nach THULESIUS (1975) β-Rezeptoren, so daß eine β-adrenerge Stimulation ohne Einfluß bleibt.

Eine kombinierte Wirkung von α- und β-Rezeptoren zeigten ECHT und LANGE (1974) unter Etilefrin. Aufgrund der α-sympathikomimetischen Wirkung stiegt der periphere Gefäßwiderstand an. Die Vergrößerung der Blutdruckamplitude und die Steigerung der Herzfrequenz sind Ausdruck der β-Rezeptorenaktivierung. Etilefrin erhöht den Venentonus und führt dadurch zu einer Verkleinerung des Venenpools. Nach GERSMEYER (1966) sowie BACHMANN und ZERZAWY (1974) kann jedoch unter sympathikomimetischer Therapie über eine zentrale Erregung die Kreislaufregulation instabil werden und einen therapeutischen Mißerfolg nach sich ziehen. Dies findet man vor allem bei Patienten mit Regulationsstörungen im Sinne einer hypertonen Form mit überschießender sympathoadrenaler Reaktion mit Ruhetachykardie und periodischer Entgleisung des Blutdruckereglers. Sympathikomimetika sind nach BACHMANN und ZERZAWY (1974) dort indiziert, wo die subjektive Beschwerdesymptomatik mit Hypotonie und Bradykardie vorherrscht. Es sind dies Patienten mit Blutdruckwerten um 100 mm Hg systolisch und Frequenzen um 60 Schlägen/min. Bei einer asympathikotonen, hypodiastolischen, orthostatischen Regulationsstörung erhöht man den Blutdruck, so daß der Regelvorgang auf einem erhöhten Niveau stattfindet. Die Stellglieder Herz und periphere Gefäße werden aktiviert. Ein Nachteil der sympathikomimetischen Therapie ist die kurze Wirkungsdauer im Organismus.

In der Dosisempfehlung geben HUEP und GERSMEYER (1969) 3×1 Tablette Etilefrin in Retardform zu 25 mg an. Da orthostatische Dysregulationen durch tagesrhythmische Schwankungen vorwiegend am Vormittag auftreten, sollte von einer schematischen Verordnungsweise abgegangen werden und je nach Bedürfnis die Gesamtdosis in Relation zur Vormittagsdosis verschoben werden. Handelsübliche Präparate sind z. B. Effortil und Circupon.

Eigene Versuche zeigen, daß eine Kombinationstherapie von Dihydroergotamin und Etilefrin möglich ist. Der Frequenzanstieg nach dem Kippen in die Senkrechte war bei oraler Verabreichung geringer. Dies könnte neben den oben gezeigten Wirkungen darauf zurückzuführen sein, daß unter Etilefrin der Einstrom in die untere Extremität gebremst wird und über die tonisierende Wirkung beider Substanzen der Venenpool vermindert ist.

Indirekte Sympathikomimetika wie Ephedrin und Pholedrin werden in der Therapie nicht empfohlen, da sie Noradrenalin aus den Speichern freisetzen und bei mehrfacher Gabe die Speicher entleeren und die Effektivität des Kreislaufregulationssystems vermindern können (de MARÉES, 1977). Zu einer Entspeicherung adrenerger Substanzen kommt es auch unter Heptaminol, das in einigen Kombinationspräparaten enthalten ist.

Überwiegend β-stimulierende Substanzen wie Bamethan und Buphenin verursachen eine Gefäßdilatation und eignen sich nicht zur Therapie hypotoner Zustände (WITZLEB, 1974).

3.2.3 Mineralokortikoide

Die Therapie mit Mineralokortikoiden basiert auf einem hormonellen Geschehen. Sie erhöht das Blutvolumen über den Renin-Angiotensin-Aldosteron-Mechanismus, führt zu einer Sensibilisierung der Gefäße gegen Katecholamine und zu einer Steigerung des Zellturgors. Die Mineralokortikoide (Aldosteron, Desoxycorticosteron) wirken vasokonstriktorisch vorwiegend über eine Einlagerung von Natrium in die Gefäßwand. Über das Wasserbindungsvermögen des Natriums verkleinert sich der Durchmesser, so daß bereits physiologisch konstriktorische Reize den Widerstand erhöhen (LINDNER, 1975). Die Mineralokortikoide – wie z. B. das 9α-Fluorhydrocortison – führen zu einem erhöhten peripheren Gefäßwiderstand durch Konstriktion der Arteriolen, zu einer Verkleinerung des Venenpools über einen Venolenkonstriktion und zu einer Erhöhung des Gesamtblutvolumens durch Natrium- und Wasserretention. Gleichzeitig kommt es zu einem Auftreten von Ödemen. Zu Beginn der Therapie treten Natrium- und Wasserretention mit vermehrter Kaliumausscheidung auf. Nach WITZLEB (1974) nehmen nach 7–11 Tagen Natrium- und Wasserausscheidung zu, der Kaliumverlust bleibt erhalten.

In der Dosierung empfiehlt WITZLEB (1974) 3 × 1 Tablette Astonin H zu 0,1 mg in der Anfangsdosis (2 morgens, 1 mittags). Im späteren Verlauf wird die Dosis auf ¹/₂ Tablette täglich bzw. 1 Tablette jeden zweiten Tag reduziert. Bei dieser Therapie sind jedoch erhebliche Kontraindikationen zu beachten: Herzinsuffizienz, Leberzirrhose, Nephrose sowie alle Formen der Hypertonie.

HOLLSTEIN (1975) und VOLK (1977) zeigten mit dieser Therapie gute Erfolge bei orthostatischen Dysregulationen, die durch Psychopharmaka hervorgerufen wurden.

Neben der selektiven Mineralokortikoidtherapie empfiehlt HUSMANN (1966) bei schwersten Formen einer orthostatischen Dysregulation eine Kombination von Dihydroergotamin und 9α-Fluorhydrocortison. THULESIUS (1975) empfiehlt hierbei eine Minimaldosis von 0,4 mg 9α-Fluorhydrocortison. Bei schweren Formen der Nebenniereninsuffizienz mit asympathikotoner Hypotonie muß die Dosis oft bis 2 mg und höher gesteigert werden.

Einzelne Autoren verwenden in ihrer Therapie auch Glukokortikoide (GERSMEYER et al., 1974). Die Glukokortikoide, wie Cortison und Hydrocortison, erhöhen die Ansprechbarkeit der glatten Gefäßmuskulatur auf Adrenalin und Noradrenalin (LINDNER, 1975). Gleichzeitig kommt es nach HUEP und GERSMEYER (1969) zu einer psychischen Stimulierung. Die Dosisempfehlung ist Prednison anfangs 30 mg, dann alle 2 Tage 5 mg und weniger. Eine länger dauernde Therapie ist jedoch nicht zu empfehlen.

3.2.4 Verschiedene Stoffgruppen zur spezifischen Therapie

Bei schwersten Fällen mit asympathikotoner Reaktion wird von THULESIUS (1975) die Monoaminoxidasehemmung empfohlen. Hierbei wurden Monoaminoxidasehemmer mit Hydroxyamphetamin und Tyramin kombiniert. SCHARPE et al. (1972) haben bei idiopathischer Positionshypotonie mit zerebralen, degenerativen Schäden zusätzlich L-Dopa gegeben. Die Kombination von Monoaminoxidasehemmung und L-Dopa verbessere das Blutdruckverhalten und die extrapyramidalen Störungen.

Bei vasovagaler Synkope mit Bradykardie und Blutdruckabfall wäre nach THULESIUS (1975) theoretisch auch Atropin möglich. Das Atropin könnte die kardiale Hemmung am Herz blockieren und die cholinerge Vasodilatation muskulärer Ateriolen verhindern. Experimentelle Untersuchungen in der Orthostase haben jedoch gezeigt, daß die Bradykardie zwar verhindert wird, dies jedoch nicht ausreicht, um die hypotensive Kreislaufstörung als Ganzes zu beseitigen (LYDECKEN 1973).

Von einzelnen Autoren wird immer wieder auf therapeutische Erfolge von β-blockierenden Substanzen wie Propranolol oder Pindolol bei orthostatischen Hypotonien hingewiesen (WEIDINGER u. STEINBACH, 1976; de MARÉES, 1977). Die Wirkungsweise der β-sympathikolytischen Substanzen bei orthostatischer Fehlregulation ist nicht ganz geklärt, da die β-Blocker doch eine sehr komplexe Wirkung haben. Nach BACHMANN und ZERZAWY (1974) könnte der kreislaufstabilisierende Effekt bei einer orthostatischen Hypotonie über eine Zunahme des Schlagvolumens erklärt werden. Dadurch arbeitet der Blutdruckregler an einem günstigen Punkt der Kennlinie. Die periphere Wirkung wird über eine Zunahme des α-Rezeptorentonus bei β-Sympathikolyse erklärt. MICHEL (1974) empfiehlt in der Therapie eine Dosierung von Pindolol $3 \times 2{,}5$ bis 3×5 mg.
Die β-Rezeptorenblocker haben u. a. eine negativ chronotrope (Herzfrequenzverlangsamung) und eine negativ inotrope (Kontraktilitätsverminderung) Wirkung. Ihre Anwendung ist bei der selten anzutreffenden hypertonen Form mit Tachykardie und Blutdruckanstieg indiziert. Die β-Blocker senken eine zu hohe Herzfrequenz. Das Herzminutenvolumen nimmt über die negativ inotrope Wirkung ab. Dies kann bei den meisten orthostatischen Dysregulationen die Störung verstärken. Nicht zu unterschätzen ist der periphere Effekt. Eigene Versuche zeigten, daß sowohl β_1- als auch β_2-selektive Präparate im Akutversuch in therapeutischer Dosierung den peripheren Widerstand ansteigen ließen. Die Widerstandserhöhung war sowohl unter Metopronol als auch unter Propranolol und Pindolol zu finden. Nach WITZLEB (1974) sollte mit niedriger Dosierung und geeigneten Substanzen eine vollständige Blockade der β-Rezeptoren vermieden werden. Eine Kombination von Propranolol und 9α-Fluorhydrocortison empfiehlt HEINRICH (1973) bei der Hyperbradykininämie.
Zentral erregende Mittel, wie z. B. Amphetamin, sind praktisch immer kontraindiziert (HUEP u. GERSMEYER, 1969). Eine Ausnahme bilden jedoch kleine Coffeindosen (ca. 0,1 g Coffein pro Tasse) bei Vagotonikern. In therapeutischen Dosen wirkt das Coffein auf die Hirnrinde und in geringem Umfang auf die vegetativen Zentren. Daneben hat Coffein eine positiv inotrope und dilatatorische Wirkung an Haut, Nieren und Koronargefäßen, so daß eine Blutdrucksteigerung ausbleibt (WITZLEB, 1974). Es gibt jedoch Patienten, bei denen Coffein Dysregulation eher verstärkt (SCHEPPOKAT, 1978).

Häufig werden Kombinationspräparate von zentralanaleptischen und sympathikomimetischen Substanzen verordnet. Nach HUEP et al. (1969) ist die Kombination von Theophyllinderivaten mit Äthylaminophenol dazu geeignet, den Blutdruck auf ein höheres Niveau zu bringen, um die Hirndurchblutung zu gewährleisten. Gelegentlich kommt es aber auch hierbei zu einer verstärkten orthostatischen Labilität. Weckamine, auch in Verbindung mit Purinderivaten, sind als Verschiebung der Regelgrößen nach DELIUS (1969) nicht indiziert. Bei Orthostatikern mit starken vegetativen Störungen, die an „gespannter Erschöpfung" leiden, kann auch Diazepam erfolgreich sein (DELIUS, 1969). Diese Verordnung sollte jedoch sorgfältig geprüft werden, da Diazepam eine venenerweiternde Wirkung hat und zu einem Kreislaufkollaps führen kann.

Sexualhormone sollten nur bei endogenen Grundleiden, bei denen der orthostatische Kollaps ein Nebensymptom ist, angewandt werden, so z. B. bei Frauen mit der seltenen hypotonen Dysregulation im Klimakterium (HUEP u. GERSMEYER, 1969).

Zu den sog. Venentonika, die über eine Verminderung des kaudalen Venenpools die orthostatische Regulation verbessern könnten, werden von zahlreichen Autoren die Roßkastanienextrakte angeführt (BARBEY u. CAESAR, 1966; BARBEY u. BRECHT, 1960). Die Wirkung der Roßkastanienpräparate wurde jedoch von ECHT und LANGE (1974) bestritten. Im Gegensatz zu den anderen Autoren wurde jedoch von ECHT und LANGE (1974) der Roßkastanienextrakt i. v. injiziert.

Nach akut eingetretenem orthostatischem Kollaps ist die beste Therapie die vom Organismus angestrebte Selbstheilung mit flacher Lagerung. Durch Hochlagerung der Beine wird im Sinne einer Autotransfusion der venöse Rückfluß erhöht. Das Bewußtsein kehrt rasch wieder. Bei rezidivierender Kreislaufschwäche empfehlen sich eine Kombination von psychischer Betreuung, Diät, physikalischer Therapie und sportlicher Aktivität, sowie medikamentöse Maßnahmen. Insgesamt bewirken letztere nur symptomatische Erfolge. Vorschläge, das Stehen abzuschaffen und morgens überhaupt nicht mehr aufzustehen, würden zwar das Problem der orthostatischen Dysregulation ohne weiteres lösen, sind jedoch nur begrenzt praxisrelevant.

4 Anhang

Umrechnungstabelle von Millimeter Quecksilber (mm Hg) in die neuen, international vorgeschriebenen Einheiten Kilopascal (kPa) bzw. Millibar (mbar):
1 mm Hg entspricht 0,133 kPa bzw. 1,33 mbar;
1 kPa entspricht 7,5 mm Hg.
(1 mbar ist das 10fache von 1 kPa)

Millimeter Quecksilber (mm Hg)	Kilopascal (kPa)	Millibar (mbar)
10	1,33	13,3
20	2,66	26,6
30	3,99	39,9
40	5,33	53,3
50	6,66	66,6
60	7,99	79,9
65	7,66	86,6
70	9,33	93,3
75	9,99	99,9
80	10,66	106,6
85	11,33	113,3
90	11,99	119,9
95	12,66	126,6
100	13,33	133,3
105	13,99	139,9
110	14,66	146,6
115	15,32	153,2
120	15,99	159,9

Millimeter Quecksilber (mm Hg)	Kilopascal (kPa)	Millibar (mbar)
125	16,66	166,6
130	17,32	173,2
135	17,99	179,9
140	18,66	186,6
145	19,32	193,2
150	19,99	199,9
155	20,66	206,6
160	21,32	213,2
165	21,99	219,9
170	22,66	226,6
175	23,32	233,2
180	23,99	239,9
185	24,66	246,6
190	25,32	253,2
195	25,99	259,9
200	26,66	266,6
210	27,99	279,9
220	29,32	293,2
230	30,65	306,5
240	31,99	319,9
250	33,32	333,2
260	34,65	346,5
270	35,99	359,9
280	37,32	373,2
290	38,65	386,5
300	39,99	399,9

5 Literatur

ABBOUD FM, ECKSTEIN JW, ZIMMERMANN BG (1965) Venous and arterial responses to stimulation of beta adrenergic receptors. Am J Physiol 209: 383–389

ABELMANN WH (1976) Alteration in orthostatic tolerance after myocardial infarction and in congestive heart failure. Cardiology 61 (Suppl 1): 2136–2148

AELLIG WH (1976) Influence of ergot compounds on compliance of superficial hand veins in man. Postgrad Med J 52 (Suppl 1): 21–23

AHLTROP G (1936) Über Rückenlagebeschwerden bei Graviden. Acta Obstet Gynecol Scand 15: 295

AMES RP, BORKOWSKI AJ, SICINSKI AM, LARAGE JH (1965) Prolonged infusions of angiotensin II and norepinephrine and blood pressure, electrolyte balance, and aldosterone and cortisol secretion in normal man and in cirrhosis with ascites. J Clin Invest 44: 1171–1186

ANSCHÜTZ F, BURKERT E (1954) Die Fehler der auskultatorischen Blutdruckmessung nach Riva-Rocci/Korotkoff an umfangreichen Weichteilen. Kreislaufforsch 43: 335

APPENZELLER O, SNYDER R, KORNFELD M (1970) Autonomic failure in hydrencephaly. J Neurol Neurosurg Psychiatry 33: 532–543

ASCHOFF JJ, ASCHOFF J (1969) Die Tagesperiodik der orthostatischen Kreislaufregulation. Pflügers Arch 306: 146–152

BACHMANN K (1964) Untersuchungen zur sympathikomimetischen Pharmakotherapie abnormer Regelungsvorgänge des Kreislaufs. Kreislaufforsch 53: 871

BACHMANN K (1970) In: DEMLING L, BACHMANN K (Hrsg) Biotelemetrie. Drahtlose Blutdrucktelemetrie. Symposiom Erlangen 1968. Thieme, Stuttgart, S. 210–219

BACHMANN K, ZERZAWY R (1974) Sympathikomimetika und Orthostasesyndrom. In: Dengler HJ (Hrsg) Das Orthostasesyndrom. Schattauer, Stuttgart New York, S. 142–150

BACHOUR G, BENDER F, WESSELS F (1977) Telemetrische Überprüfung der normalen und gestörten arteriellen Blutdruckregulation unter Belastung. Med Welt 28: Heft 3

BANNISTER RG, ARDILL L, FENTEM RQ (1969) An assessment of various methods of treatment of idiopathic orthostatic hypotension. Q J Med 152: 377–395

BÁRÁNY RR, COOPER EH (1956) Pilomotor and sudomotor innervation in diabetes. Clin Sci Mol Med 15: 533–540

BARBEY B, BARBEY K (1963) Ein neuer Plethysmograph zur Messung der Extremitätendurchblutung. Z Kreislaufforsch 52: 1129–1140

BARBEY K, BRECHT K (1960) Grundzüge der Hämodynamik. In: NÄGELI Th, MATIS P, GROSS R, RUNGE H, SACHS HW (Hrsg) Die thromboembolischen Erkrankungen. Schattauer, Stuttgart, S. 48–72

BARCROFT H, DORNHORST AC (1949) Demonstration of the „muscle pump" in the human leg. J Physiol (Lond) 108: 39

BAUEREISEN E (1975) Das Herz. In: KEIDEL WD (Hrsg) Lehrbuch der Physiologie, 4. Aufl. Thieme, Stuttgart

BAYLISS WM (1893) An introduction to general physiology with practical exercists Longmans Grun 1919, XIV 238 S.

BERNSMEIER AA (1954) Die chemische Blockierung des adrenergischen Systems am Menschen. Acta Neuroveg Suppl 5 Springer, Wien VI S. 142

BETZ E, WÜLLENWEBER R (1969) Pharmakologie der lokalen Gehirndurchblutung. Symposium 1968. Ärztl. Forschung. Sonderband Werk-Verlag. München, Banaschewski

BEVEGARD BS, LONDIN A (1962) Postural circulatory changes at rest and during exercise in five patients with congenital absence of valves. In: The deep veins of legs. Acta Med Scand 172: 21

BLIDDAL J, NIELSEN J (1970) Renin aldosterone and electrolytes. In: Idiopathic orthostatic hypotension. Dan Med Bull Vol. 17, No 5: 153–157

BÖHM C (1973) Hypotonie und orthostatisches Syndrom, Krankheitswert und Therapie aus der Sicht der Praxis. Internist (Berlin) 14: 511–520

BOJANOVSKY J, TÖLLE R (1974) Dihydroergotamin gegen die Kreislaufwirkungen der Thymoleptica. Dtsch Med Wochenschr 20: 99

BRAASCH W, BUCHHOLD J, KÖHLER J (1971) Zur Therapie orthostatischer Regulationsstörungen. Dtsch Med Wochenschr 96: 1557–1561

BRADBURY S, EGGLESTON C (1925) Postural hypotension: a report of 3 cases. Am Heart J 1: 73–86

BRAUNWALD E (1971) Mechanism of contraction of the normal and failing heart. Zit. in: GANONG WF (Hrsg) Medizinische Physiologie. Springer, Berlin Heidelberg New York

BRECHER GA (1956) Venous return. Grune & Stratton, New York London

BRECHT K, AMANN G, BOUCKE H (1955) Zur indirekten Blutdruckbestimmung. Münch Med Wochenschr. 97: 112–115

BRUNNER HR, GAVRAS H (1974) Renin und Natrium in der Blutdruckregulation. Schweiz. Med Wochenschr 104: 1401–1411

BURTON AC (1969) Physiologie und Biophysik des Kreislaufs. Schattauer, Stuttgart New York

BUTLER T, WEBER DM (1973) On the nature of orthostatic hypotension in acute malaria. Am J Trop Med 22: 439–442

Caesar K (Vortrag im Druck) Hypotonie bei kardiovaskulären Krankheiten. Karlsruhe, Therapie-Woche 1978

Caird FL, Andrews GR, Kennedy RD (1974) Effect of posture on blood pressure in the élderly. Br Heart J 35: 827

Camanni F, Massara F, Belfate L, Molinatti GM (1975) J Clin Endocrinol Metab 40: 363

Collard J, Fraipont J, Fraipont-Guyot Ch (1973) Les troubles cardiovasculaires dus à des psychotorpes classiques, récents ou expérimentaux. In: Int. Symposium über Kreislaufregulationsstörungen und ihre Bedeutung in der Psychiatrie. Die Stellung von Dihydroergotamin. Sandoz, Basel, S. 13–29

Coper H (1977) Psychopharmaka, Pharmakotherapie von Psychosen und Psychoreaktiven Störungen. In: Forth W, Henschler D, Rummel W (Hrsg) Allgemeine und spezielle Pharmakologie und Toxikologie. Bibliograph. Institut, Mannheim Wien Zürich, S. 447

Delius L (1964) Die vegetativen Herz- und Kreislaufstörungen. Lehmanns, München

Delius L (1969) Die Behandlung der hypotonen Kreislaufregulationsstörungen. Dtsch Med Wochenschr 94: 2172

Delius L (1974) Zur Klinik orthostatischer Kreislaufregulationsstörungen. In: Dengler HJ (Hrsg) Das Orthostasesyndrom. Schattauer, Stuttgart New York, S. 171–176

Demanet JC (1976) Usefullness of noradrenaline and tyramine infusion tests in the diagnosis of orthostatic hypotension. Cardiology 61 (Suppl 1): 213–224

Dengler HJ, Hengstmann JH (1974) Pathophysiologie und Klinik der idiopathischen Positionshypotonie. In: Dengler HJ (Hrsg) Das Orthostasesyndrom. Schattauer, Stuttgart New York, S. 77–97

Echt M, Lange L (1974) Experimentelle Untersuchungen über die Wirkung venentonisierender Pharmaka auf das Niederdrucksystem des Menschen. In: Dengler HJ (Hrsg) Das Orthostasesyndrom. Schattauer, Stuttgart-New York, S. 109–123

Eckstein JW, Hamilton W (1959) Effects of isoproterenol on peripheral venous tone and transmural right arterial pressure in man. J Clin Invest 38: 342–346

Ewing EJ, Irving JB, Kerr F, Wildsmith JAW, Clarke BF (1974) Cardiovascular responses to sustained hand-grip in normal subjects and in patients with diabetes mellitus. Clin Sci Mol Med 46: 295–306

Feer H (1973) Kreislaufregulation und Psychosen. In: Int. Symposium über Kreislaufregulationsstörungen und ihre Bedeutung in der Psychiatrie. Die Stellung von Dihydroergotamin. Sandoz, Basel, S. 3–11

Du Florey C, Uppal S, Lowy C (1976) Relation between blood pressure, weight, and plasma sugar and serum insulin levels in schoolchildren aged 9–12 years in Westland, Holland. Br Med J I: 1368–1371

Folkow B (1960) Effects of catecholamins in consecutive vascular sections. Little Brown, Boston

Forsyth RP (1971) Regional blood flow changes during 72-hours avoidances schedules in the monkey. Science 173: 546–548

Gaan D, Mahoney MP, Rowlands DJ, Jones AW (1972) Postural hypotension in amyloid disease. Am Heart J 84: 395–400

Gonong WF (1971) Medizinische Physiologie. Springer, Berlin Heidelberg New York

Garnier B, Imhof P, Bürki U, Steinmann B (1970) Formen und Vorkommen der sekundären Positionshypotonie (postural hypotension). Schweiz Med Wochenschr 100: 158–161

Gauer OH (1960) Kreislauf des Blutes. In: Laudois-Rosemann (Hrsg) Lehrbuch der Physiologie des Menschen Bd 1, Urban & Schwarzenberg, München, S. 65–182

Gauer OH, Henry JP (1956) Beitrag zur Homöostase des extraarteriellen Kreislaufs, Volumenregulation als unabhängiger physiologischer Parameter. Klin Wochenschr 34: 356–366

Gauer OH, Henry JP (1963) Circulatory basis of fluid volume control. Physiol Rev 43: 423–481

Gauer OH, Kramer K, Jung R (1972) Physiologie des Menschen, Bd 3, Herz und Kreislauf, Urban & Schwarzenberg, München

Gauer OH, Lange L (1974) Die Regulation des Niederdrucksystems. In: Dengler H (Hrsg) Das Orthostasesyndrom. Schattauer, Stuttgart New York, S. 5–23

Gebert G, Konold M, Sebold M, Brecht K (1968) Über die Wirkung von Kalium und Katecholaminen auf Arterien muskulären Typs und ihre gegenseitige Beeinflussung. Verh Dtsch Ges Kreislaufforsch 34: 33–336

Gersmeyer EF (1966) Langzeittherapie der hypotonen Regulationsstörungen. Dtsch Med J 17: 466–473

Gersmeyer EF, Mauer W, Huep WW (1974) Die Rolle der Mineralocorticoide beim orthostatischen Syndrom. In: Dengler HJ (Hrsg) Das Orthostasesyndrom. Schattauer, Stuttgart New York, S. 153–162

Goadby HK, Downman CBB (1973) Peripheral vascular and sweatgland reflexes in diabetic neuropathy. Clin Sci Mol Med 45: 281–289

Göltner E, Schlunk T, Niebuhr H (1974) Orthostatische Dysregulation und Venenfunktion bei Wöchnerinnen. Geburtshilfe Frauenheilkd 34: 1023–1028

Graf K, Ström G (1966) Blood flow in extremities at rest in patients with vasoregulatory asthenia (hypokinetic circulation and low physical work capacity). Arch. Kreislaufforsch 50: 231

Grobecker H, Hellenbrecht D, Palm D, Quiring K (1977) Pharmakotherapie der Hypertonie, der Hypotonie und der chronischen Obstruktion der Atemwege. In: Forth W, Henschler D, Rummel W (Hrsg) Allgemeine und spezielle Pharmakologie und Toxikologe. Bibliograph. Institut, Mannheim Wien Zürich, S. 99

Grönebaum B (1977) Die Beeinflussung der orthostatischen Kreislaufregulation unter einem spezifischen Turntraining. Unveröffentlichte Examensarbeit Inst. f. Sportwissenschaften, Kiel

GROSS M (1970) The effect of posture on subjects with cerebrovascular disease. Q J Med (New Ser XXXIX) 156: 485–491

GROSS M, BANNISTER R, GODWIN-AUSTEN, R (1972) Orthostatic hypotension in Parkinson's disease. Lancet I: 174–176

GROSSE-BROCKHOFF F (1969) Pathologische Physiologie. Springer, Berlin Heidelberg New York

GRÜNER O, SATTLER H (1958) Untersuchungen über den Einfluß orthostatisch bedingter Blut- und Wasserverschiebungen auf den Verlauf der Blutalkoholkurve. Dtsch Z Gerichtl Med 47: 276–281

GURTNER B, LÜTHY F (1964) Orthostatische Hypotonie als Teilsymptom eines primär neurologischen Leidens. Schweiz Med Wochenschr 8: 296–299

GUYTON AC (1955) Determination of cardiac output by equating venous return curves with cardiac response curves. Physiol Rev 35: 123–129

GUYTON AC (1968) Textbook of medical physiology. Saunders, Philadelphia New York

HADJI-DIM OAA, EKBERG R, INGVAR DH (1968) Effects of ethyl alcohol on EEG and cortical blood flow in cat. Brain research. In: Rieckert H, CLOSS HP, PAUSCHINGER (Hrsg) Kreislaufregulation, Reflex- und Reaktionszeit in der Resorptionsphase nach Alkoholeinwirkung. Int Z Angew Physiol 26: 180–189

HALES ST (1967) Classics of Cardiology, Vol 1. Cit. in: Amer. J. Physiol 213: 3

HALHUBER MJ, GÜNTHER R (1961) Praktischer EKG Kurs. Ambrosius Barth, München

HASSENSTEIN B (1967) Biologische Kybernetik. Quelle + Meyer Verlag Heidelberg

HEINECKER R (1962) EKG-Fibel. Thieme, Stuttgart

HEINRICH F (1973) Medikamentöse und physikalische Therapie der Hypotonie. Internist (Berlin) 14: 525–530

HEITMANN R (1978) Hypotonie bei Krankheiten des Nervensystems. Therapie-Woche, Karlsruhe

HENGSTMANN J (1976) Metabolic pattern and pharmacokinetic properties of phenolic sympathicomimetic amines. Arzneim Forsch 26: 1251

HINTZE A (1966) Über den Einfluß der Lageänderung auf Herzfrequenz, Blutdruck und Katecholaminausscheidung im Harn bei Säuglingen, Kleinkindern und älteren Kindern. Klin Wochenschr 44: Heft 18

HOLLMANN W, HETTINGER Th (1976) Sportmedizin – Arbeits- und Therapiegrundlagen. Schattauer, Stuttgart New York

HOLLSTEIN H (1975) Astonin-H bei der Behandlung psychopharmakabedingter hypotoner Kreislaufregulationsstörungen. Med Welt 26: 231–233

HUEP WW, GERSMEYER EF (1969) Hypotone Regulationsstörungen des Kreislaufs. Med Klin 64: 2009–2014

HUSMANN F (1965) Zur Therapie der orthostatischen Dysregulation. Ther Ggw 104: 545–553

HUSMANN F (1966) Sympathikomimetika oder vasotonisierende Sympathiolytika zur Therapie des Orthostasesyndroms? Med Klin 61: 379–382

IBRAHIM MM (1975) Localization of lesion in patients with idiopathic orthostatic hypotension. Br Heart J 37: 868–872

JACOB R, GÜLCH R, KISSLING G, SICK W (1971) Autoregulative Mechanismen des Herzens bei akuter Druck- und Volumenbelastung. Ärztl Forsch 25: 85–100

JOHNSON RH (1976) Orthostatic hypotension in neurological disease. Cardiology 61 (Suppl 11): 150–165

JOHNSON RH, LEE J, OPPENHEIMER DR, SPALDING JMK (1966) Autonomic Failure With Orthostatic Hypotension Due To Intermediolateral Column Degeneration. J Med (New Ser XXXV) 138: 276–291

JOKL E (1942) Aviation medicine. Unie volkspers Beperk, Cape Town

JOCKL E (1971) Bob Beaman's Weltrekord im Weitsprung und sein anschließender Kollaps. Med Sport 11: 1

KAPPERT A (1969) Lehrbuch und Atlas der Angiologie. Huber, Berlin Stuttgart Wien

KEWITZ H (1978) Indikationen für β-Rezeptorenblocker und Risiken bei ihren Anwendungen – eine bewertende Übersicht. Sandorama 3: I–VIII

KIESEWETTER R, RUFFERT K (1971) Zur Orthostasenebenwirkung von Guanidinderivaten. Z Inn Med 26: 207–210

KLAUS D (1974) Fortschritte unserer Kenntnisse über Störungen der Blutdruckregulation. Med Welt 25: 2044–2050

VON KLEINHANSS G, JÜRGL S, PASSMANN U (1970) Zum Aussagewert indirekter Blutdruckbestimmungen in Ruhe und bei Kreislaufbelastung durch Ergometerarbeit. Z Kreislaufforsch 60: 136–150

KLIMT F, RUTENFRANZ J (1976) Standardisierung von Tests zur Prüfung der orthostatischen Regulationen im Kindes- und Jugendalter. Cardiology 61 (Suppl 1): 199–212

KLUYSKENS Y, BOSSART L, SNOECK J, MARTIN JJ (1977) Idiopathic orthostatic hypotension and the Shy and Drager syndrome. Acta Cardiol (Brux) 32: 317–335

KOBINGER W (1965) Über die unterschiedliche Beeinflussung von Widerstands- und Kapazitätsgefäßen durch verschiedene Sympathicomimetrica Naunyn Schmiedebergs Arch Pharmacol 252: 103–121

KÖNIG K (1977) Psychovegetativ bedingte Herz- und Kreislaufstörungen In: Reindell H, ROSKAMM H (Hrsg) Herzkrankheiten. Springer, Berlin Heidelberg New York, S. 517–527

KRUG H, SCHLICHER L (1963) Die Dynamik des venösen Rückstromes. EB Thieme, Leipzig

KUTSCHA W, BARBEY K (1960) Veränderungen des EKG während akuter orthostatischer Belastung. Verh Dtsch Ges Kreislaufforsch 26: 315–320

Lang E (1976) Die orthostatische Hypotonie bei älteren Menschen. Cardiology 61 (Suppl 1): 225–35

Lemmerz AH, Schmidt R, Kranemann J (1964) Die Deutung des EKG's. Braun, Karlsruhe

Lemtis H, Seger R (1974) Rückenlage – Schocksyndrom und vorzeitige Lösung der richtig sitzenden Plazenta. Geburtshilfe Frauenheilkd 34: 175–180

Levander-Lindgren M (1962) Studies in neurocirculatory asthenia (da Costa's syndrome). Acta Med Scand 172: 665–676

Lindner E (1975) Wirkung vasopressorischer Substanzen auf die Gefäßwand. Med Welt 26: 1017–1023

Lohmann FW, Gotzen R, Ungewiss U (1976) Das Verhalten der Plasma-Noradrenalin-Konzentration in Orthostase vor und nach Dihydroergotamingabe. Cardiology 61 (Suppl 1): 309–315

Londe: s. Sol Londe

Lopez-IborAliño JJ, JM (1973) La dihydroergotamine a-t-elle une action psychotrope ou parapsychotrope? La place de la dihydroergotamine dans la thérapeutique psychopharmacologique. In: Int. Symposium über Kreislaufregluationsstörungen und ihre Bedeutung in der Psychiatrie. Sandoz, Basel, S. 185–196

Ludbrook J (1966) Aspects of venous function in the lower limbs. CC Thomas, Springfield/Illinois, USA

Lübke KO (1976) A controlled study with Diyhdergot® on patients with orthostatic dysregulation. Cardiology 61 (Suppl 1): 333–341

Lüthy E (1967) Die orthostatischen Kreislaufstörungen. Sandoz, Basel

Luft R, Euler US (1953) Two cases of postural hypotension showing a deficiency in release of norepinephrine and epinephrine. J Clin Invest 32: 1065–1069

Lydecken K (1973) Die Wirkung von DHE und Placebotabletten auf die subjektiven und objektiven orthostatischen Störungen während der neuroleptischen Behandlung. In: Int. Symposium über Kreislaufregulationsstörungen und ihre Bedeutung in der Psychatrie. Sandoz, Basel, S. 143–154

Magrini F, Ibrahim M, Tarazi RC (1976) Abnormalities of supine hemodynamics in idiopathic orthostatic hypotension. Cardiology 61 (Suppl 1): 125–135

Mahr H, Rüttgers W (1967) Funktionelle Therapie der hypotonen Kreislaufstörungen. Erfahrungen mit Dihydroergotamin. Münch Med Wochenschr 109: 1188

Mallach HJ (1966) Fortschritte auf dem Gebiet der Blutalkoholforschung. Fortschr Med 19: 769–773

de Marées H (1977) Diagnose orthostatischer Regulationsstörungen. Kurzmonographie 5. Sandoz, Nürnberg

de Marées H, Kunitsch G, Barbey K (1974) Untersuchungen über Kreislaufregulationen während der orthostatischen Anpassungsphase. Der Einfluß von Bettruhe und Ausdauertraining auf die orthostatische Sofortregulation. Basic Res Cardiol 66: 462

DE MARÉES H, KUNITSCH G, JARMATZ H, BARBEY K (1975) Einfluß von oral appliziertem Dihydroergotamin auf die orthostatische Regulation. Therapiewoche 25: 7690

MARK G (1969) Die idiopathische orthostatische Hypotonie. Schweiz Med Wochenschr 99: 1877–1886

MARTINI A, PIERACH A (1926) Der niedrige Blutdruck und der Symptomenkomplex der Hypotonie. Klin Wochenschr 5: 1857

MECHELKE K, CHRISTIAN P (1960) Vegetative Herz- und Kreislaufstörungen. In: van BERGMANN G, FREY W, SCHWIEGK H (Hrsg) Herz und Kreislauf. Berlin Göttingen Heidelberg Springer, (Handbuch der inneren Medizin Bd 9, S. 748–774).

MERCKENS E (1977) Untersuchungen über die Adaptation des Organismus an ein 8-wöchiges Training im Tauchen mit ABC-Ausrüstung. Wissenschaftl. Hausarbeit, Lehramt an Gymnasien, Fach Sport, Kiel

MICHEL D (1974) Diskussionsbemerkung. In: DENGLER HJ (Hrsg.) Das Orthostasesyndrom. Schattauer, Stuttgart New York, S. 152

MILLER PB, JOHNSON RL, LAMB LE (1965) Effects of moderate physical exercise during four weeks of bed rest on circulatory functions in man. Aerospace Med 36: 1077–1082

MOORE WW (1971) Antidiuretic hormone levels in normal subjects. Fed Proc 30: 1387

DI NICOLA AF, SICARD RE (1975) Orthostatic hypotension, lactation, and breast cancer secondary to chlorpromazine administration. Lancet IV: 46–47

NUSSER E, DITTMAR HA (1974) Die Einschwingungsform des arteriellen Blutdrucks bei orthostatischer Belastung. In: DENGLER H (Hrsg) Das Orthostasesyndrom. Schattauer, Stuttgart New York, S. 63–74

NYLIN G, LEVANDER M (1948) Studies on the circulation with the aid of tagger erythrocytes in a case of orthostatic hypotension (asympathicotonic hypotension). Ann Intern Med 28: 723

PAESSLER H, SCHLEPPER M, WESTERMANN KW, WITZLEB E (1968) Venentonusreaktion in kapazitiven Hautgefäßen bei passiver und aktiver Orthostase. Pflügers Arch 302: 315–332

PARR F (1966) Zur Patho-Physiologie des Herz-Kreislaufsystems unter Einbeziehung der physikalischen krankengymnastischen Therapie. Mat Med Nordmark 18: 610

PAUSCHINGER P, MATIS P, RIECKERT H (1970) Inaktivitätsbedingte Veränderungen von Kreislaufgrößen im Bereich der unteren Extremität und ihre Beeinflussung durch Trasylol. Haematologia (Budap) Suppl 1: 197–202

PAUSCHINGER P, RIECKERT H, WACK H, Unveröffentlicht 1971

PAWLOW SP (1977) Zit. in: ANTONI H, Physiologie und Pathophysiologie der elementaren Myokardfunktionen In: REINDELL H, ROSKAMM H (Hrsg) Herzkrankheiten. Springer, Berlin Heidelberg New York, S. 92

PENTECOST BL, IRVING DW, SHILLINGFORD JP (1963) The effects of posture on the blood flow in the inferior vena cava. Clin Sci Mol Med 24: 149–158

PROBST G (1975) Die orthostatische Hypotonie. Behandlung in der ambulanten Praxis mit Dihydergot. Schweiz Rundsch Med Prax 64: 730–734

RAU G (1978) Blutdruckregulationsstörungen – Diagnostik und Therapie. Sandorama 4: 7–8

REINDELL HE, SCHILDGE E, KLEPZIG H, KIRCHHOFF HW (1955) Kreislaufregulation. Thieme, Stuttgart

RIECHELMANN H (1977) Die orthostatische Kreislaufregulation in Ruhe und nach Belastung. Staatsexamensarbeit für das Lehramt an Gymnasien im Fach Sport, Kiel

RIECKERT H (1972) Orthostasesyndrom. Kurzmonographie 6. Sandoz, Nürnberg

RIECKERT H (1972) Die Kreislaufregulation bei jugendlichen Sportlern unter orthostatischer Belastung. Med Welt 23: 362–365

RIECKERT H, EPPINGER J (1970) Über die Bedeutung des Kaliums und des osmotischen Druckes bei der reaktiven Hyperämie. Ärztl Forsch 74: 8–12

RIECKERT H, PAUSCHINGER P (1967) Die Beeinflussung des peripheren Venentonus durch Dihydergot. Ärztl. Forsch 21: 99–101

RIECKERT H, CLOSS HP, PAUSCHINGER P (1968) Kreislaufregulation, Reflex- und Reaktionszeit in der Resorptionsphase nach Alkoholeinwirkung. Int Z Angew Physiol 26: 180–188

RIECKERT H, PAUSCHINGER P, MATIS LP (1969) Effects of a proteinaseinhibitor on the peripheral circulation. In: DONATELLI L, MARINO A, HABERLAND GL, MATIS P (Hrsg) Prothases and antiprothases (Cardioangiology). Schattauer, Stuttgart

RIECKERT H Die Hämodynamik des venösen Rückflusses aus der unteren Extremität (Arch f. Kreislaufforsch. 62: 293–318

RILEY CM, DAY RL, GREELEY DM, LANGFORD WS (1949) Central autonomic dysfunction with defective lacrimation: Report of 5 cases. Pediatrics 3: 468–478

ROSMANITZ J, ROSMANITZ J, BREHM H (1964) Klinisch-experimentelle Studie zur Kreislaufwirkung des Dihydergot beim Orthostasesyndrom. Med Welt 49: 2618

ROST ER (1975) Kreislaufregulation und -adaptation unter körperlicher Belastung, dargestellt aus der Sicht der präventiven und rehabilitativen Kardiologie. Habilitationsschrift, Dtsch. Sporthochschule, Köln

RUSHMER RF (1971) Vortrag Tübingen, Med Fakultät (unveröffentlicht)

RUSHMER RF, VAN CLITTERS RL, FRANKLIN D (1962) Definition und Einteilung der verschiedenen Formen des Schocks. In: Schock. Pathogenese und Therapie. Springer, Berlin Göttingen Heidelberg, S. 1

RUTENFRANZ J, HOCKE R, BETTAG C, KAUFMANN H (1965) Untersuchung zur

Standardisierung des Orthostaseversuches im Kindes- und Jugendalter. Monatsschr Kinderheilkd 113: 327–331

Samec HJ, Klug P, Zalanded G, Sterz H (1970) Orthostatische Hypotonie nach Cyclazenin-Medikation. Wien Med Wochenschr 4: 56–60

Sarre HJ (1971) Arterielle Hypertonie. Kurzmonographie 1. Sandoz, Nürnberg

Scharpe JA, Marquez-Julio P, Ashby AJ (1972) Idiopathic orthostatic hypotension treated with levodopa and MAO inhibitor: a preliminary report/ lan med. Ass J. 107: 296–300

Schellong F, Lüderitz B (1954) Regulationsprüfung des Kreislaufs. Steinkopf, Darmstadt

Schenker VJ, Kissin B, Maynard LS, Schenker AC (1967) The effects of ethanol on amine metabolism in alcoholism. In: Maickel (ed) Biochemical factors in alcoholism. Pergamin, Oxford, p 39

Scheppokat KD (1972) Ist die Hypotonie eine Krankheit? Med Welt 23: Heft 52/53

Scheppokat KD (1974) Pathophysiologische Grundlagen und diagnostisch-therapeutische Probleme bei der arteriellen Hypotonie. Med Welt 25: 2083–2093

Scheppokat KD (im Druck) 1978 Die essentielle arterielle Hypotonie. Vortrag Therapiewoche Karlsruhe

Schmidt-Voigt (1961) Zit. in: Halhuber J, Günther R (Hrsg) Praktischer EKG-Kurs. A Barth, München

Schneider W (1972) Die venöse Insuffizienz. Witzstrock, Baden-Baden Brüssel

Schneider W (1967) Zur Anatomie, Pathophysiologie und Klinik der venösen Durchblutungsstörungen an den unteren Extremitäten. Med Welt 18: 2535–2539

Schneider W, Fischer H (1969) Die chronisch venöse Insuffizienz. Enke, Stuttgart

Schnizer W, Hinneberg H, Moser H, Küpper K, Rieckert H (1976) Grundblutvolumen und Druck-Volumen-Relation im peripheren Venensystem. Herz Kreislauf 8: 677–678

Scholz H, Trupat A, Klimt F (1970) Blutdruck und Pulsfrequenz beim passiven Orthostaseversuch im Kindesalter. Med Klin 65: 1241–1246

Schorer R (1965) Untersuchungen zum Nettoeffekt der „respiratorischen Kreislaufpumpe". Wichtigste Ergebnisse seiner Habilitationsschrift. Fortschr Med 83: 745–748

Sharpey-Schäfer EP, Taylor PJ (1960) Absent circulatory reflexes in diabetic neuritis. Lancet I: 559–562

Shepherd JF (1966) Role of veins in the circulation. Circulation 33: 484–491

Siegenthaler W (1970) Klinische Pathophysiologie. Thieme, Stuttgart

Sigerist HE (1932) Große Ärzte. Lehmanns, München

Sjöstrand T (1953) The significance of the pulmonary blood volume in the regulation of the blood circulation under normal and pathological conditions. Acta Med Scand 145: 155

SKARVAN K (1973) Klinik der orthostatischen Kreislaufstörungen. In: Intern. Sympos. Kreislaufregulationsstörungen und ihre Bedeutung in der Psychiatrie. Sandoz, Basel, S. 101–118

SMYTHIES JR, RUSSELL RO (1974) Possible role of prostaglandins in idiopathic postural hypotension. Lancet 19: 363

SOL LONDE MD, JOHANSON A, KRONEMER NS, GOLDRING D (1975) Blood pressure and puberty. J Pediatr 87: 896–900

STARLING EH (1918) The lineare lecture of the law of the heart. Longmanns, Cambridge; Green, New York London

STEGALL HF (1966) Muscle pump in the dependent leg. Circ Res 19: 180–190

STEGEMANN J (1971) Leistungsphysiologie. Thieme, Stuttgart

STEGEMANN J (1976) Beziehungen zwischen Trainingszustand und Orthostasetoleranz. Cardiology 61 (Suppl 1): 255–263

STREETEN DHP, KERR LP, KERR CB, PRIOR JC, DALAKOS TB (1972) Lancet II: 1048

STÜRMER E (1976) Pharmacological basis of the treatment of orthostatic disorders with ergot alkaloids. Cardiology 61 (Suppl 1): 290–301

STUHR O (1971) Therapie der hypotonen Kreislaufregulation bei Schulkindern mit Novadral retard. Münch Med Wochenschr 46: 1563–1567

THOMAS EJ, SCHIRGER A (1970) Idiopathic orthostatic hypotension. Arch Neurol 22: 289–293

THULESIUS O (1974) Die Diagnose der orthostatischen Hypotonie anhand einfacher Kreislaufparameter. In: DENGLER HJ (Hrsg) Das Orthostasesyndrom. Schattauer, Stuttgart New York S. 177–186

THULESIUS O (1975) Die Therapie der arteriellen Hypotonie. Med Welt 26: 588–591

THULESIUS O (1976) Pathophysiological classification and diagnosis of orthostatic hypotension. Cardiology 61 (Suppl 1): 180–189

TISO B (1977) Orthostasesyndrom. Wien Klin Wochenschr 89: 69–75

VOGEL HC, TEICHMANN W, GERONO E, SELIGER G (1977) Zum Einfluß vasoaktiver und koronarwirksamer Pharmaka auf das Orthostaseverhalten von Patienten mit starrfrequentem Schrittmacher. z Gesamte Inn Med 32: 12

VOLK W (1977) Hypotone Kreislaufregulationsstörung unter Psychopharmakamedikation. Med Welt 28: 1853–1854

WAGNER HN (1959) Orthostatic hypotension. Bull Johns Hopk Hosp 105: 322–359

WEIDINGER P, STEINBACH K (1976) Die Wirkung von DHE und Propranolol im akuten Orthostaseversuch. Wien Klin Wochenschr 88: 236–381

WEISS A (1951) Über den Ruheblutdruck beim Manne zwischen 17 und 60 Jahren. Arch Kreislaufforsch 17: 176

WESTERMANN KW, FINK G, PRIESTER G, EGGERT R (1974) Die orthostatische Kreislaufanpassung bei Schrittmacherträgern. Z. Kreislaufforsch 6: 323–327

Wezler K (1968) Zur Variabilität von Kontraktion und Relaxation in ihrer Bedeutung für die Dynamik des Herzens. In: Reindell H, Keul J, Doll E (Hrsg) Herzinsuffizienz. Thieme, Stuttgart, S. 142–154

Wezler K, Böger A (1938) Die Dynamik des arteriellen Systems. Ergeb Physiol 41: 292

Widmark EMP (1932) Die theoretischen Grundlagen und die praktische Verwendbarkeit der gerichtlich-medizinischen Alkoholbestimmung. Urban & Schwarzenberg, Berlin Wien

Wilder J (1936) Zur Frage des Ausgangswertgesetzes. Wien Klin Wochenschr 2: 1360 – Stimulus and response. Wright, Bristol 1967

Witzleb E (1974) Hypotone und orthostatische Regulationsstörungen. Scripta medica Merck 9

Witzleb E (1976) Funktionen des Gefäßsystems. In: Schmidt RF, Thews G (Hrsg) Einführung in die Physiologie des Menschen. Springer, Berlin Heidelberg New York, S. 387

Wollheim E, Möller J (1960) Hypotonie. In: von Bergmann G, Frey W, Schwiegk H (Hrsg) Herz und Kreislauf. Springer, Berlin Göttingen Heidelberg (Handbuch der inneren Medizin, 4. Aufl, Bd IX, S. 778–943)

Wood JE, Eckstein JW (1958) Tandem forearm plethysmograph for study of acute responses of the peripheral veins of man: The effect of environmental and local temperature change and the effect of pooling blood in the extremities. J Clin Invest 37: 41–50

Zinner SH, Martin LF, Sacks F, Rosner B, Kass EH (1975) A longitudinal study of blood pressure in childhood. Am J Epidemiol 100: 437–442.

6 Sachverzeichnis

G.G. Belz
Die herzwirksamen Glykoside
Geleitwort von J. Schmidt-Voigt
1971. 30 Abbildungen, 12 Tabellen,
3 Schemata. 94 Seiten
DM 16,–; approx. US $ 8.80
ISBN 3-540-79751-3

G.G. Belz, M. Stauch
Notfall EKG-Fibel
Mit einem Beitrag von F. W. Ahnefeld
2., überarbeitete Auflage. 1977. 43 Abbil-
dungen. VIII, 96 Seiten
(Kliniktaschenbücher)
DM 18,80; approx. US $ 10.40
ISBN 3-540-08395-2

Therapie mit Beta-Rezeptorenblockern
Herausgeber: H.-D. Bolte
Unter Mitarbeit von O. Benkert, J. Cyran,
E. Erdmann, H. Kuhn, K. O. Stumpe
1979. 20 Abbildungen, 31 Tabellen.
IX, 121 Seiten
Gebunden DM 38,–; approx. US $ 20.90
ISBN 3-540-09465-2

F. H. Degenring
Praktische Kardiologie
1979. 10 Abbildungen, 11 Tabellen.
V, 97 Seiten
DM 28,–; approx. US $ 15.40
ISBN 3-540-09150-5

D. B. Dubin
Schnell-Interpretation des EKG
Ein programmierter Kurs
Übersetzt aus dem Englischen von R. Kern,
U. K. Lindner. Mit einem Geleitwort von
H. Gillmann
2., überarbeitete Auflage. 1977.
246 Abbildungen. XII, 258 Seiten
DM 38,–; approx. US $ 20.90
ISBN 3-540-07928-9

G. Haldemann
Kreislaufproblematik und Anaesthesie bei geriatrischen Patienten
1978. 24 Abbildungen, 3 Tabellen.
VIII, 55 Seiten (Anaesthesiologie und
Intensivmedizin, Band 112)
DM 28,–; approx. US $ 15.40
ISBN 3-540-08785-0

S. Effert, P. Hanrath, W. Bleifeld
Echokardiographie
Mit einem Beitrag „Echokardiographie im
Kindesalter" von J. Keutel
1979. 99 Abbildungen, 9 Tabellen.
Etwa 130 Seiten
Gebunden DM 68,–; approx. US $ 37.40
ISBN 3-540-09166-1

M. J. Halhuber, R. Günther, M. Ciresa
EKG-Einführungskurs
Eine praktische Propädeutik der klinischen
Elektrokardiographie. Unter Mitwirkung von
P. Schumacher, W. Newesely
6., ergänzte Auflage. 1978. 98 Abbildungen,
7 Tabellen. VIII, 164 Seiten
DM 27,–; approx. US $ 14.90
ISBN 3-540-08573-4
Vertriebsrechte für die sozialistischen
Länder: Barth Verlag, Leipzig

Herzrhythmusstörungen
Herausgeber: H. Hochrein
Mit Beiträgen von O. A. Beck, F. B. Everling,
H.-U. Lehmann, E. Witt
1979. 108 Abbildungen, 57 Tabellen.
Etwa 290 Seiten (Kliniktaschenbücher)
DM 29,50; approx. US $ 16.30
ISBN 3-540-08714-1

Springer-Verlag
Berlin Heidelberg New York